ANDREAS OTTE

Das Halswirbelsäulen-Schleudertrauma

Springer

*Berlin
Heidelberg
New York
Barcelona
Hongkong
London
Mailand
Paris
Singapur
Tokio*

Andreas Otte

Das Halswirbelsäulen-Schleudertrauma

Neue Wege der funktionellen
Bildgebung des Gehirns

Ein Ratgeber für Ärzte und Betroffene

Mit 43 grösstenteils farbigen Abbildungen
und 7 Tabellen

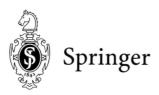

Springer

Dr. med. ANDREAS OTTE
Facharzt für Nuklearmedizin

Freiburg i. Br.

ISBN 3-540-67955-3 Springer-Verlag Berlin Heidelberg New York

Die Deutsche Bibliothek-CIP-Einheitsaufnahme
Das Halswirbelsäulen-Schleudertrauma : neue Wege der funktionellen Bildgebung des Gehirns ;
ein Ratgeber für Ärzte und Betroffene / Andreas Otte – Berlin ; Heidelberg ; New York ;
Barcelona ; Hongkong ; London ; Mailand ; Paris ; Singapur ; Tokio : Springer, 2001
  ISBN 3-540-67955-3

Dieses Werk ist urheberrechtlich geschützt. Die dadurch begründeten Rechte, insbesondere die der Übersetzung, des Nachdrucks, des Vortrags, der Entnahme von Abbildungen und Tabellen, der Funksendung, der Mikroverfilmung oder der Vervielfältigung auf anderen Wegen und der Speicherung in Datenverarbeitungsanlagen, bleiben auch bei nur auszugsweiser Verwertung, vorbehalten. Eine Vervielfältigung des Werkes oder von Teilen dieses Werkes ist auch im Einzelfall nur in den Grenzen der gesetzlichen Bestimmungen des Urheberrechtsgesetzes der Bundesrepublik Deutschland vom 9. September 1965 in der jeweils geltenden Fassung zulässig. Sie ist grundsätzlich vergütungspflichtig. Zuwiderhandlungen unterliegen den Strafbestimmungen des Urheberrechtsgesetzes.

Springer-Verlag Berlin Heidelberg New York
ein Unternehmen der BertelsmannSpringer Science+Business Media GmbH
© by Springer-Verlag Berlin Heidelberg 2001
Printed in Germany

Die Wiedergabe von Gebrauchsnamen, Handelsnamen, Warenbezeichnungen usw. in diesem Werk berechtigt auch ohne besondere Kennzeichnung nicht zu der Annahme, daß solche Namen im Sinne der Warenzeichen- und Markenschutz-Gesetzgebung als frei zu betrachten wären und daher von jedermann benutzt werden dürften.

Produkthaftung: Für Angaben über Dosierungsanweisungen und Applikationsformen kann vom Verlag keine Gewähr übernommen werden. Derartige Angaben müssen vom jeweiligen Anwender im Einzelfall anhand anderer Literaturstellen auf ihre Richtigkeit überprüft werden.

Layout, DTP-Satz und Herstellung: W. Bischoff, Heidelberg
Reproduktion der Abbildungen: Schneider Repro, Heidelberg
Umschlaggestaltung: de'blik, Konzept & Gestaltung, Berlin

SPIN: 10779708   21/3130 — 5 4 3 2 1 0 — Gedruckt auf säurefreiem Papier

In bunten Bildern wenig Klarheit,
Viel Irrtum und ein Fünkchen Wahrheit.

Goethe, Faust

Vorwort

Das sog. Halswirbelsäulen-Schleudertrauma stellt eine unerfreulich heikle und von verschiedener Seite gerne heruntergespielte, jedoch für die betroffenen Patienten sehr unangenehme und oft chronifizierende Erkrankung dar. Dieses ausgiebig medizinisch wie auch juristisch diskutierte Thema ist leider nur relativ schwach bis überhaupt nicht in der deutschsprachigen Fachliteratur vertreten. Der wachsende Unmut seitens der Vielzahl der Betroffenen wie auch die Ohnmacht betreuender Ärzte machen eine Orientierungshilfe notwendig.

Gerade die funktionellen Bildgebungsverfahren – wie Positronenemissionstomographie oder Single-Photonen-Emissions-Computertomographie – haben in letzter Zeit neue Wege aufgezeigt, Veränderungen des Gehirns bei einem sich auf den ersten Blick außerhalb des Gehirns abspielenden Unfallmechanismus darzustellen. Diese neuen nuklearmedizinischen Methoden haben jedoch auch zu einiger Verwirrung bei Unfallopfern, betreuenden Ärzten verschiedenster Fachrichtungen wie auch Versicherungen und Gutachtern geführt.

Im vorliegenden Buch wird der Versuch unternommen, hier einen gewissen Erklärungsnotstand zu beseitigen. Es enthält eine allgemeine Einführung in die Thematik und einen grundlegenden Überblick über die Verfahren der funktionellen Bildgebung und Bildauswertung; daneben werden die Literaturdaten (mit z. T. erheblich divergierenden Ergebnissen) kritisch beleuchtet sowie die Schwierigkeiten in der gutachterlichen Praxis aufgezeigt. Dabei werden auch andere Erkrankungen behandelt, die zu ähnlichen funktionellen Veränderungen im Gehirn führen können.

Jedes Hauptkapitel schließt mit einer kurzen Zusammenfassung für Betroffene und Nichtärzte in einfachem Deutsch und weitgehend ohne Verwendung der medizinischen Terminologie. Im Anhang findet sich ein Erklärungsverzeichnis der im laufenden Text verwendeten medizinischen und nuklearmedizinischen Fachausdrücke. Außerdem sind die Abbildungstexte ausführlich und möglichst selbsterklärend gestaltet. Auch in dieser Hinsicht möchte sich dieses Buch an ein breites Publikum (Patienten, Ärzte unterschiedlicher Fachgebiete, Juristen, Richter, Versicherungen) wenden.

ANDREAS OTTE

Inhaltsverzeichnis

1	**Einführung in die Thematik**	1
1.1	Allgemeines.............................	1
1.1.1	Der Begriff "HWS-Schleudertrauma"........	1
1.1.2	Symptomatik............................	3
1.1.3	Historisches............................	3
1.1.4	Das Problem	4
1.2	Vorkommen.............................	5
1.3	Mechanik...............................	7
1.3.1	Allgemeines.............................	7
1.3.2	Schleudertrauma-Schutzsysteme...........	9
1.3.3	Ereignissequenz beim typischen HWS-Schleudertrauma...................	10
1.4	Diagnostik..............................	14
1.5	Zusammenfassung für Betroffene und Nichtärzte.........................	15
2	**Verfahren der funktionellen Bildgebung**	17
2.1	Allgemeines.............................	17
2.1.1	Einführung und Historisches..............	17
2.1.2	Hirnfunktionen und Hirnstrukturen	18
2.1.3	Darstellungsmöglichkeiten	19
2.1.4	Einsatzgebiete	19
2.2	Messverfahren...........................	20
2.2.1	Früherer Detektorenhelm	20
2.2.2	Nahe-Infrarot-Spektroskopie..............	22
2.2.3	Funktionelle MRT.......................	23
2.2.4	SPECT	24
2.2.5	PET....................................	30
2.3	Zusammenfassung für Betroffene und Nichtärzte.........................	38

3	**Verfahren der Bildauswertung**	39
3.1	Einführung	39
3.2	Visuelle Auswertung	39
3.3	Quantitative Auswertung	40
3.3.1	Region-of-Interest-Technik	40
3.3.2	Statistische Auswerteverfahren	45
3.3.3	Bedeutung des Kontrollkollektivs	52
3.4	Anforderungen an moderne Bildanalyse	54
3.5	Zusammenfassung für Betroffene und Nichtärzte	55
4	**Aktueller Stand der Forschung (Literatur)**	57
4.1	Milde traumatische Hirnverletzung	57
4.1.1	Allgemeines	57
4.1.2	Spezielle Studien	58
4.2	HWS-Schleudertrauma	64
4.2.1	Allgemeines	64
4.2.2	Aktuelle PET-/SPECT-Studien	64
4.2.3	Exkurs über Hirnregionen	75
4.3	Differentialdiagnostische Liste	79
4.3.1	Erkrankungen, bei denen ebenfalls die parietookzipitale Region betroffen sein kann	79
4.3.2	Erkrankungen, bei denen die parietookzipitale Region nicht betroffen ist, jedoch ähnliche klinische Symptome auftreten	87
4.3.3	Primär periphere Erkrankungen, die zu zentralen (zerebralen) Veränderungen führen können	88
4.4	Schwierigkeiten in der gutachterlichen Praxis	92
4.5	Zusammenfassung für Betroffene und Nichtärzte	94
5	**Erhöht das HWS-Schleudertrauma das Alzheimer-Risiko?**	95
5.1	Einführung	95
5.2	Beziehung zwischen einem schweren Schädel-Hirn-Trauma und der Alzheimer-Erkrankung	95

5.3	Beziehung zwischen einem HWS-Schleudertrauma und der Alzheimer-Erkrankung......	97
5.4	Zusammenfassung für Betroffene und Nichtärzte...........................	98
6	**Ausblick**...............................	99

Glossar 101

Literatur 109

Sachverzeichnis 117

Abkürzungsverzeichnis

A.	Arterie	ROI	Region of Interest
a.-p.	anterior-posterior	SPECT	Single-Photonen-Emissions-Computertomographie
ACPC-Linie	Verbindungslinie zwischen vorderer und hinterer Hirnkommissur	SPM	Statistisches parametrisches Mapping
CBA	Computerized Brain Atlas	ZNS	zentrales Nervensystem
CT	Computertomographie		
Δv	Geschwindigkeitsänderung	^{11}C	(radioaktiver) Kohlenstoff-11; Positronenstrahler
ECD	Ethylen-Biyldiszysteinat-Dimer	^{13}N	(radioaktiver) Stickstoff-13; Positronenstrahler
EEG	Elektroenzephalogramm		
FDG	Fluorodeoxyglukose	^{15}O	(radioaktiver) Sauerstoff-15; Positronenstrahler
g	Erdbeschleunigung		
GMI	Glukosemetabolischer Index	^{18}F	(radioaktives) Fluor-18; Positronenstrahler
HbO_2	oxygeniertes Hämoglobin	^{52}Fe	(radioaktives) Eisen-52; Positronenstrahler
HMPAO	Hexamethylpropylenamin-Oxim	^{68}Ga	(radioaktives) Gallium-68; Positronenstrahler
keV	Kiloelektronenvolt (Energieangabe)	^{82}Rb	(radioaktives) Rubidium-82; Positronenstrahler
M.	Morbus; Erkrankung		
MRT	Magnetresonanztomographie	^{99m}Tc	(radioaktives) Technetium-99m (metastabil); Positronenstrahler
ms	Millisekunden		
N.	Nervus	^{123}I	(radioaktives) Jod-123; Positronenstrahler
nIR	nahe-infrarot		
nm	Nanometer; 10^{-9} Meter	^{124}I	(radioaktives) Jod-124; Positronenstrahler
PET	Positronenemissionstomographie		
PI	Perfusionsindex	^{133}Xe	(radioaktives) Xenon-133; Positronenstrahler

1 Einführung in die Thematik

1.1 Allgemeines

Das Halswirbelsäulen-Schleudertrauma (HWS-Schleudertrauma, Schleudertrauma) und seine Folgen sind ein anhaltend kontroverses medizinisches und versicherungstechnisches Problem. Die fortbestehende Unklarheit über das Vorhandensein und Ausmaß dieser Verletzung führt vielfach zu Verunsicherung nicht nur bei den betroffenen Unfallopfern, sondern auch bei betreuenden Ärzten, Rechtsanwälten, Richtern und Versicherungen.

1.1.1 Der Begriff "HWS-Schleudertrauma"

Schon allein die Bezeichnung "HWS-Schleudertrauma" als Übersetzung des englischen "whiplash injury" (wörtlich: "Peitschenhiebunfall") ist eine unglückliche Bezeichnung. Definitionsgemäß darf nämlich mit einem HWS-Schleudertrauma kein Kopfanprall verbunden sein. Seit Einzug der Kopfstütze in das moderne Automobil trifft dies jedoch in den meisten Fällen nicht mehr zu. So können Aufprallkräfte, die nicht unbedingt Spuren hinterlassen müssen, zu sog. geschlossenen Hirnverletzungen führen. Diese findet man oft auch in den seltenen tödlichen Fällen bei der Obduktion in Form von größeren Kopfschwartenblutungen, auch wenn der Kopf äußerlich weder in der Beschreibung des behandelnden Arztes (nach längerer Überlebenszeit) noch bei der äußeren Inspektion verletzt erscheint. Das HWS-Schleudertrauma durch Heckauffahrunfall ist bei solchen geschlossenen Hirnverletzungen dann kein reines Schleudertrauma mehr.

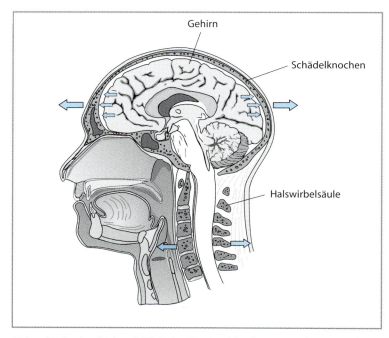

Abb. 1. "Peitschenhiebunfall". Beim HWS-Schleudertrauma bewegt sich neben der Halswirbelsäule auch der Schädel, der an ihr verankert ist. Im Schädel kann das darin enthaltene Gehirn durch Aufprall auf die Knochenwand ebenfalls in Mitleidenschaft gezogen werden

Selbst bei einem reinen Schleudermechanismus ohne Kopfanprall kann es zu direkten zerebralen Verletzungen kommen, wie Ommaya et al. (1968) im Affenexperiment gezeigt haben. Aus diesem Grund erscheint es sinnvoller, biomechanische und medizinische Aspekte auseinander zu halten und für das HWS-Schleudertrauma die medizinische Bezeichnung der "HWS-Distorsion ohne oder mit zerebraler Beteiligung" zu wählen. Diese medizinische Bezeichnung beinhaltet die eigentlich relativ nahe liegende und nicht minder einfache Erkenntnis, dass an jeder Halswirbelsäule auch ein Kopf verankert ist, der ein Gehirn enthält, das indirekt geschädigt werden kann ("Peitschenhiebunfall", Abb. 1). Ausschließlich der Einfachheit halber wird im folgenden Text jedoch der Begriff des HWS-Schleudertraumas beibehalten.

Umgekehrt kommt es bei Schädeltraumen mit und ohne Schädelfraktur häufig zu multiplen Verletzungen der Halswirbelsäule. In einer Studie von Jonsson et al. (1991) wurden bei verstorbenen Schädeltraumatikern, die man vorher tiefgefroren hatte, konventionelle Röntgenbilder und anschließend Serienschnitte durch die Halswirbelsäule angefertigt. Dabei zeigte sich, dass die konventionellen Röntgenbilder der Halswirbelsäule auch schwerste Weichteilverletzungen nur äußerst selten erfassen und auch bezüglich Frakturen sehr unzuverlässig sind.

1.1.2
Symptomatik

Bei allen Verletzungsgraden eines HWS-Schleudertraumas durch Beschleunigungsmechanismus kann es zusätzlich zu peripheren Symptomen wie Nackenschmerzen und Nackensteifigkeit zum Auftreten von zentralen, d. h. zerebralen Beschwerden kommen. Diese zerebralen Beschwerden bestehen in Kopfschmerzen, Schwindelgefühl, Gehörstörungen, Ohrgeräuschen (Tinnitus), Konzentrations- und Gedächtnisstörungen, Schluckstörungen und temporomandibulären Dysfunktionen[1], wie dies die Quebec Task Force on Whiplash-Associated Disorders (Spitzer et al. 1995) zusammengestellt hat. Nicht selten bestehen auch Augensymptome wie Flimmersehen oder Verschwommensehen. Sowohl die peripheren wie auch die zentralen Symptome treten typischerweise mit einer charakteristischen Latenz von 0–72 Stunden auf.

Gerade die zerebralen Zusatzsymptome sind es, die bei einer Chronifizierung der Erkrankung maßgeblich sind und bei der Kausalitätsbeurteilung Kontroversen auslösen.

1.1.3
Historisches

Zentralnervöse Symptome bei HWS-Veränderungen sind nicht unbekannt. Schon Barré fiel im Jahr 1926 bei Patienten mit HWS-Erkrankungen ein charakteristischer Symptomenkomplex auf, der sich teilweise mit demjenigen deckt, der vom HWS-Schleudertrauma bekannt ist. Es handelt sich um okzi-

---

[1]Die medizinischen Fachausdrücke werden – vor allem für die in der Regel nicht medizinisch ausgebildeten Betroffenen – in einem Glossar erläutert (s. Anhang)

pital betonte Kopfschmerzen, nicht selten bewegungsabhängigen Schwindel, Tinnitus, Sehstörungen, Empfindlichkeit des Nackens mit Gelenkgeräuschen sowie eine schnelle Ermüdbarkeit. Barré, der eine Störung im Halssympathikus vermutete, sprach deshalb vom "syndrome sympathique cervical postérieur".

Im beginnenden 19. Jahrhundert boomte die Entwicklung der Eisenbahn. Gleichzeitig nahmen die Eisenbahnunfälle zu, und zum ersten Mal wurde man mit Schleudertraumen konfrontiert. In England entstand eine Diagnose namens "Railway Spine" (etwa: Eisenbahn-Wirbelsäule). Diese Diagnose war umstritten, zumal man bei den Betroffenen trotz posttraumatischer Symptome keine offensichtlichen Läsionen feststellen konnte. Man mutmaßte, es handele sich um einen "molekularen" Schaden der Wirbelsäule. Mit der Diagnose "Railway Spine" wurde jedoch auch Missbrauch betrieben, und Betrugsfälle führten dazu, dass diese Diagnose nach 1900 für obsolet erklärt wurde. Man sprach danach von "funktioneller Neurose" – was zwar den Beginn der modernen Diskussion über die Validierung posttraumatischer Syndrome einläutete, jedoch die Auseinandersetzung mit dem Thema HWS-Schleudertrauma um weitere Jahrzehnte hinauszögerte (Caplan 1995; Siemerink-Hermans 1998).

1.1.4
Das Problem

Gerade das häufige Fehlen objektiver Parameter beim HWS-Schleudertrauma macht dieses zu einem Problem. Derweil sind die Verletzungsfolgen bei einem HWS-Schleudertrauma von neurobiologischem Interesse. Und im Gegensatz zu Läsionsexperimenten am Gehirn von Versuchstieren lassen sich von den betroffenen Menschen Auskünfte über die subjektiven Auswirkungen eines HWS-Schleudertraumas einholen. Diese Auskünfte sind jedoch manchmal nicht erwünscht. Sie könnten nämlich erhebliche Kosten verursachen.

In dieser Situation sind Methoden willkommen, die den objektiven Zustand des Gehirns erfassen. Aufgrund der Brisanz der Thematik, vielleicht auch aus "politischen" Gründen werden solche Methoden jedoch zunehmend abgelehnt. Gegenstand dieses Buches ist es daher, neue Wege zur Objektivierung des Gehirnzustandes und die mit ihnen verbundene Problematik aufzuzeigen.

1.2
Vorkommen

Das HWS-Schleudertrauma ist vielerorts anzutreffen: Es kann bei Unfällen im Verkehr, beim Sport und bei der Arbeit entstehen. Es muss nicht an einen Pkw-Unfall mit Heckauffahrmechanismus gebunden sein, wenngleich Heckauffahrunfälle die häufigste Ursache für das Schleudertrauma darstellen. Ein HWS-Schleudertrauma mit und ohne Spätfolgen kann auch beim Stürzen oder Skifahren oder im Flugzeug geschehen. Entscheidend ist nur der Unfallmechanismus, nämlich das Vorhandensein einer HWS-Distorsion mit oder ohne zerebraler Beteiligung, d. h. eines typischen Peitschenhiebmechanismus (Abb. 2).

Das HWS-Schleudertrauma kommt überall auf der Welt vor, sicherlich vermehrt in hoch industrialisierten Ballungszentren, aber auch in Gegenden, die nur wenig Automobilverkehr haben. Nach der Quebec Task Force on Whiplash-Associated Disorders (Spitzer et al. 1995) chronifizieren nur etwa 5% der Unfallopfer, die ein HWS-Schleudertrauma erlitten haben, d. h., 95% zeigen keine Langzeitsymptome im Sinne von Beschwerden, die über ein Jahr nach dem Unfall anhalten.

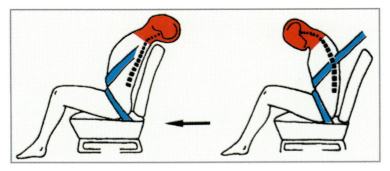

Abb. 2. Bild eines typischen Peitschenhiebmechanismus beim HWS-Schleudertrauma, z.B. durch Heckauffahrunfall. Bei plötzlicher Beschleunigung des fixierten Rumpfes wird der unfixierte Kopf – der Trägheit folgend – zunächst nach hinten und dann nach vorne geschleudert

(Nach neueren Schätzungen können allerdings bis zu 25% der Unfallopfer chronifizieren.)

Die Inzidenz des HWS-Schleudertraumas in den industrialisierten Ländern wird von Schmid (1999) auf bis zu 3,8 Fälle pro 1000 Einwohner pro Jahr geschätzt. Rechnet man mit dieser Inzidenz, so ergäbe dies beispielsweise für die Bundesrepublik Deutschland mit ca. 80 Millionen Einwohnern bis zu 304.000 HWS-Schleudertrauma-Unfälle im Jahr. Wenn nur – wie oben erwähnt – 5% der in einen Unfall verwickelten Patienten chronische Beschwerden entwickeln, wären dies in Deutschland immerhin bis zu 15.200 ernsthaft erkrankte Unfallopfer pro Jahr.

Evans schreibt 1992, dass in den USA pro Jahr mehr als eine Million Schleudertrauma-Unfälle auftreten, was umgerechnet den Verhältnissen in Deutschland entpricht. Eine vorsichtige Schätzung des Generalverbandes der Deutschen Versicherungswirtschaft in München geht beim HWS-Schleudertrauma von jährlich etwa 1-2 Milliarden DM Folgekosten in Deutschland aus. Innerhalb der Europäischen Union werden die Kosten auf rund 19 Milliarden DM geschätzt. Dabei besteht der größte Anteil dieser Kosten im Ersatz des ausfallenden regulären Einkommens.

In der ausführlichen Publikation der Quebec Task Force on Whiplash-Associated Disorders (Spitzer et al. 1995) wird die Zahl von 5000 HWS-Schleudertrauma-Unfällen pro Jahr allein in der Stadt Quebec genannt, was etwa einem Anteil von 20% der Versicherungsfälle entspricht. Hierbei zeigte sich in fast allen Altersgruppen ein leichtes Übergewicht an Frauen (ca. 64%) und eine Häufung von Schleudertraumen in der Altersgruppe zwischen 20 und 24 Jahren.

1.3
Mechanik[2]

1.3.1
Allgemeines

Nicht erst in den letzten Jahren, sondern schon in den 50er Jahren des 20. Jahrhunderts wurden erste Crashtests durchgeführt. Severy et al. (1955) benutzten dabei erstmals menschenähnliche Puppen, und auch gesunde Probanden wurden angeheuert. In der Studie von Severy et al. betrug die Geschwindigkeit des auffahrenden Personenkraftwagens bis zu 16 km/h. Gemessen wurden die Geschwindigkeitsänderung (Δv) und die Beschleunigung. Interessanterweise waren bei diesen Experimenten die Insassen des Fahrzeugs einer größeren Beschleunigungskraft ausgesetzt als das Fahrzeug selbst: Bei einem Aufprall mit einer Geschwindigkeitsänderung von nur 12,8 km/h war der Kopf des Insassen einer Beschleunigung von 5 g (fünffacher Erdbeschleunigung) ausgesetzt, während das Fahrzeug selbst nur eine Beschleunigung von 2 g erfuhr. Neuere Studien mit vergleichbaren Geschwindigkeiten zeigten sogar Beschleunigungen des Kopfes auf ca. 15 g (West et al. 1993). Im Laufe der Jahre wurden immer mehr Crashtests durchgeführt, und man entwickelte viele mathematische Modelle zur Berechnung der Kräfte, die auf Insassen eines Fahrzeugs bei verschiedenartigen Zusammenstößen einwirken.

Die bei einem HWS-Schleudertrauma einwirkenden Kräfte sind relativ groß. Die relevante Literatur hierzu ebenfalls. Auch sollte man diese kritisch lesen, da einmal von einem Aufprall mit einer bestimmten Geschwindigkeit, andermal von einer "Beschleunigung" der Geschwindigkeit xy gesprochen wird, was physikalisch nicht ganz korrekt ist; eine Beschleunigung beschreibt nämlich eine Geschwindigkeitsänderung pro Zeit.

Astronauten beispielsweise werden auf Geschwindigkeiten von etwa 30.000 km/h beschleunigt, erleiden aber dadurch

---

[2]Vgl. hierzu auch die ausführliche Übersicht von A. Croft: Low Speed Rear Impact Collision (LOSRIC). In: HWS-Distorsion (Schleudertrauma) & leichte traumatische Hirnverletzung. Medico-Legal Congress, 25.-26. Juni 1998, Kongress-Band, S. 1ff.

keine Verletzungen, da sich die Geschwindigkeitsänderung über einen größeren Zeitraum erstreckt. Für die Beschleunigung a gilt:

Gleichung 1:
Gleichung 1.1 $\quad a = x \cdot g$,
Gleichung 1.2 $\quad x = (\Delta v)^2 / (2 \cdot s \cdot g)$,

wobei s die Strecke, g die Erdbeschleunigung (9,80665 m/s^2) und x ein – dimensionsloser – Multiplikationsfaktor (das "Vielfache der Erdbeschleunigung") ist.

Wenn man z.B. die Beschleunigung des Kopfes ermitteln möchte, die dieser bei einer Frontalkollision zum Zeitpunkt des Aufpralls auf die Windschutzscheibe hatte, die Scheibe 11 cm nachgibt und das Auto beim Aufprall eine Geschwindigkeit von 40 km/h (= 11,1 m/s) hatte, ergibt sich:

Gleichung 2:
$x = (11{,}1 \text{ m/s})^2/(2 \cdot 0{,}11 \text{ m} \cdot 9{,}80665 \text{ m/s}^2) = 57$.

Das heißt, die Beschleunigung würde das 57fache der Erdbeschleunigung betragen. Wenn der Kopf hingegen auf den harten Metallrahmen des Fensters prallen würde, der nur sagen wir 11 mm nachgibt, wäre die Beschleunigung des Kopfes um den Faktor 10 höher, nämlich 570 g. In diesem Fall könnte die Verletzung nicht überlebt werden.

Die Mehrzahl der Auffahrunfälle treten bei Geschwindigkeiten zwischen 1 und 25 km/h auf, wobei die Schäden an den meisten Fahrzeugen eher gering sind (Croft, im Druck). Olsson et al. zeigten 1990, dass 18% der von ihnen untersuchten Schleudertraumapatienten Auffahrunfällen mit Geschwindigkeiten unter 10 km/h, 60% der Patienten Geschwindigkeiten zwischen 10 und 20 km/h und 22% der Patienten Geschwindigkeiten über 20 km/h ausgesetzt waren. Diese Zahlen konnten in etwa in einer australischen Studie bestätigt werden (Ryan et al. 1993). Markanterweise treten Verletzungen durch Auffahrunfälle etwas häufiger bei niedrigeren Geschwindigkeiten auf als bei höheren. Dies beruht insbesondere darauf, dass der Zusammenstoß bei niedrigeren Geschwindigkeiten noch relativ elastisch ist, während die Rückenlehnen bei hohen Belastungen dazu neigen, kaputt zu gehen. Es zeigt sich jedoch kein statistisch signifikanter Zusammenhang zwischen dem Schweregrad des Zusammenstoßes und der klinischen Genesung.

Das Gefasstsein auf einen Zusammenstoß kann den Grad der Verletzung oft signifikant vermindern; dies ist nach Severy et al. durch deutlich verminderte Kräfte bedingt, die auf den Kopf einwirken. Diese Kräfte wurden nämlich von den Insassen z. B. durch das aktive Zurückstoßen in den Sitz und das Anspannen der Muskeln reduziert.

1969 wurde in den USA die Kopfstütze für alle Autos obligatorisch, wenige Jahre später auch in Deutschland. Kopfstützen können vor Halsverletzungen schützen; allerdings verringert sich dieser Schutz erheblich, wenn der Kopf bei Beginn des Unfalls mehr als 5 cm von der Kopfstütze entfernt ist, wie Mertz und Patrick bereits 1967 zeigen konnten. In einer Studie von Olsson et al. nahmen Symptome im Genick- und Halsbereich deutlich zu, wenn der Abstand des Kopfes von der Kopfstütze größer als 10 cm war. Die Mehrzahl aller Kopfstützen ist jedoch leider falsch eingestellt. Hinzu kommt noch das Problem des Rampings, d. h. der Aufwärtsbewegung des Körpers im Sitz bei einer Kollision. Aus diesem Grund sind alle bekannten mathematischen Berechnungen von Kollisionsfolgen nur Idealmodelle. Die Wirklichkeit zeigt deutlich größere Verletzungen an Kopf und Nacken, als vorher berechnet.

Nach den einfachen Grundsätzen der Physik ist der Verletzungsgrad bei einem Auffahrunfall tendenziell proportional zur Größe des auftreffenden Fahrzeugs und umgekehrt proportional zur Größe des getroffenen Fahrzeugs.

1.3.2
Schleudertrauma-Schutzsysteme

Verschiedene Automobilhersteller haben Schleudertrauma-Schutzsysteme entwickelt, die die schon bei Auffahrunfällen mit relativ geringer Geschwindigkeit entstehenden Beschleunigungskräfte auf Hals und Wirbelsäule verringern sollen, z. B. "WHIPS" oder die "aktive Kopfstütze".

Das System WHIPS wird bei einem stärkeren Heckaufprall sofort ausgelöst. Dabei bewegt sich die Rückenlehne mitsamt Insassen entgegengesetzt zur Fahrzeugbewegung, wobei die Belastung auf Wirbelsäule und Nacken deutlich verringert wird. Nachdem die Rückenlehne den Oberkörper sicher aufgefangen hat, neigt sie sich nach hinten und reduziert so die Kräfte, die sonst den Kopf wieder nach vorne schleudern würden.

Die aktiven Kopfstützen werden durch den bei einer Heckkollision an die Lehne gedrückten Rücken der Frontpassagiere aktiviert. Dabei bewegt sich die Kopfstütze über ein in den oberen Bereich der Rückenlehne integriertes mechanisches Hebelsystem nach oben und vorne, um den Abstand zwischen Kopfstütze und Kopf und so die Belastung der Wirbelsäule zu verringern. Die Mechanik der aktiven Kopfstütze ist voll reversibel, d. h., bei einer Serienkollision mit mehreren Fahrzeugen sind die Kopfstützen mehrmals hintereinander sofort einsatzbereit.

Auch wurden schockdämpfende Stoßstangensysteme entwickelt, die bislang aber noch keinen regulären Einzug in die Automobilbranche gefunden haben. Obwohl Airbags bei reinen Auffahrunfällen mit geringer Geschwindigkeit nicht entfaltet werden, sind viele der Patienten mit zervikaler Wirbelsäulenverletzung in einen Unfall mit Airbag-Aktivierung involviert gewesen. Letztere kann positive wie auch negative Auswirkungen auf ein HWS-Schleudertrauma haben; hierüber besteht derzeit keine einheitliche Meinung. Neuerdings werden Kopfstützen z. T. serienmäßig angeboten, die sich wie ein Airbag selbst aufblasen.

Die Auswirkungen all dieser neuen Schutzsysteme auf den Schweregrad der Unfallfälle bleiben abzuwarten.

1.3.3
Ereignissequenz beim typischen HWS-Schleudertrauma

Nach dieser allgemeinen Einführung in mechanische Abläufe bei Auffahrunfällen soll im Folgenden die Ereignissequenz beim HWS-Schleudertrauma behandelt werden.

Zwei der neuesten Beiträge zum Verständnis dieser Ereignisfolge beim HWS-Schleudertrauma, das durch geringe Geschwindigkeiten verursacht wurde, stammen von McConnell et al. (1993, 1995). Die Autoren setzten Freiwillige (erwach-

Mechanik 11

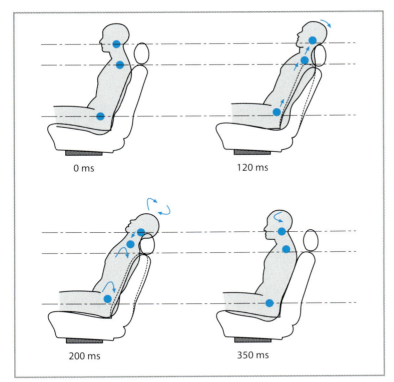

Abb. 3. Ereignissequenz beim HWS-Schleudertrauma; Einzelheiten s. Text. (Nach McConnell et al. 1993)

sene gesunde Männer) für unabgebremste Crashtests bei Δv von weniger als 3,2 bis zu 10,9 km/h ein[3].

Es wurden verschieden schwere Autos verwendet, und die Probanden wurden während mehrerer Tage in verschiedenen Tests eingesetzt. Einige der Freiwilligen beklagten sich über zeitweilige Genickschmerzen oder andere Symptome infolge der Tests; es wurde jedoch von keinem über Langzeitbeschwerden berichtet. Die Kollisionstests und auch die komplexen Beschleunigungs- und Bremsvorgänge, die sich während der Kollisionen ergaben, wurden auf Hochgeschwindigkeitsfilm aufgenommen. In der ersten Studie (aus dem Jahr 1993) wurden mit Hilfe eines Testlaufs bei 7,8 km/h, der hier exemplarisch angeführt werden soll, folgende Phasen aufgezeichnet (vgl. Abb. 3):

---

[3] Diese ungerundeten Zahlen ergeben sich durch Umrechnung der in der Literatur angegebenen Meilen pro Stunde auf km/h.

1. Initialphase (0–100 ms): Das getroffene Fahrzeug bewegte sich unter der Versuchsperson, die in das Kissen der Rückenlehne gedrückt wurde, nach vorne. Dies erzeugte zunächst eine Bewegung der Hüften und des unteren Teils des Rückens nach vorne oben, wobei sich gleichzeitig der obere Teil der Rückenlehne unter der Last des Rumpfes nach hinten zu beugen begann.
2. Phase der Vorwärtsbeschleunigung (100–200 ms): In dieser Phase erreichte die Rückenlehne ihre maximale Abweichung von etwa 10° gegenüber der Ausgangsstellung nach hinten. Der Proband bewegte sich nach oben vorne, und die Halsregion wurde axial zusammengestaucht, wobei die Halswirbelsäule gestreckt und gegen oben hinten gerichtet war. Gleichzeitig begann der Kopf, sich nach hinten abzukugeln. Bei 160 ms fing die vertikale Bewegung des Rumpfes an, das Genick nach vorne zu ziehen, während der Kopf sich weiter in Streckhaltung begab.
3. Phase der Rumpferholung / des "Head Overspeed" (relativ höhere Geschwindigkeit des Kopfes gegenüber dem Rumpf) (200–300 ms): Bei 200 ms wurde die maximale Streckung von Kopf und Genick sowie die maximale vertikale Bewegung erreicht. Bei 250 ms fing der Kopf mit seiner Vorwärtsbewegung an und der Rumpf bewegte sich der Rückenlehne entlang abwärts, wobei die Rückenlehne wieder in ihre Ausgangslage zurückgerutscht war.
4. Phase der Kopfdezeleration / Rumpfruhe (300–400 ms): In dieser Phase war die Senkung des Rumpfes komplett. Der Rumpf bewegte sich mit der Geschwindigkeit des Fahrzeugs. Die aktive Dezeleration durch bewusstes Handeln des Probanden wurde am Ende dieser Phase erreicht. Der Kopf des Probanden ging allmählich in die Ursprungslage zurück.
5. Restitutionsphase (400–600 ms): Bei 450 ms bewegten sich alle Körperteile mit der Geschwindigkeit des Fahrzeugs. Bewegungen im Zusammenhang mit dem Aufprall waren nahezu abgeschlossen.

Obwohl durch diese Studie bahnbrechend und erstmalig relativ genau die Dynamik eines HWS-Schleudertraumas aufge-

Diagnostik 13

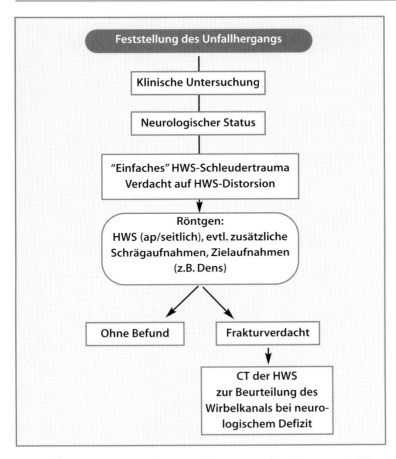

Abb. 4. Üblicher diagnostischer Weg beim HWS-Schleudertrauma. Bildgebende Methoden zum Zustand des Gehirns werden meistens vergessen. (Stark modifiziert nach Schmid 1999 und Jörg u. Menger 1998)

zeigt wurde, müssen mögliche Schwächen dieser Studie unbedingt berücksichtigt werden:

— Es wurden keine Bremsen eingesetzt.
— Die Freiwilligen haben versucht, sich immer korrekt zu positionieren.
— Die Freiwilligen waren allein durch die Teilnahme an der Studie auf die Kollision vorbereitet.
— Es wurden nur gesunde erwachsene Männer untersucht, keine Frauen und Kinder.

1.4
Diagnostik

Die üblichen Methoden des diagnostischen Wegs beim HWS-Schleudertrauma sind in Abb. 4 aufgelistet (hinsichtlich dieser Methoden sei auch auf die entsprechenden einschlägigen Fachbücher verwiesen).

Leider häufig vergessen sind Methoden, die den Zustand des Gehirns erfassen. Dies sind:

— die morphologischen bildgebenden Methoden Computertomographie (CT) und Magnetresonanztomographie (MRT) des Gehirns: Hier lassen sich beim HWS-Schleudertrauma in der Regel keine pathologischen Befunde feststellen;
— die derzeit immer noch umstrittene Neuropsychologie;
— die funktionellen bildgebenden Verfahren: Auf sie wird in Kap. 2 ausführlich eingegangen. Die funktionellen bildgebenden Verfahren sind recht empfindliche Messinstrumente, die gerade beim HWS-Schleudertrauma neue Wege aufzeigen.

1.5
Zusammenfassung für Betroffene und Nichtärzte

Patienten mit andauernden Beschwerden nach einem sog. Halswirbelsäulen-Schleudertrauma werden oft allein gelassen. Dabei beschränken sich ihre Beschwerden nicht nur auf Schmerzen im Nacken-, Kopf- und Halsbereich, sondern es kann auch zu Beschwerden kommen, die vom Gehirn ausgehen. Das Gehirn ist nämlich zwangsläufig bei einem Schleudertrauma mitbeteiligt. Diese Gehirnsymptome äußern sich in Schwindel, Gehörstörungen, Ohrgeräuschen, Konzentrations- und Gedächtniseinbußen oder Schluckstörungen; auch können Augenprobleme wie Verschwommensehen und Flimmersehen hinzutreten.

Das Halswirbelsäulen-Schleudertrauma kommt häufig vor, wenngleich nur ein kleinerer Teil der Patienten Spätfolgen entwickelt. In Deutschland ereignen sich über 300.000 Schleudertrauma-Unfälle pro Jahr, in den USA über eine Millionen.

Obwohl bei den Pkw-Heckauffahrunfällen als häufigste Ursache des Halswirbelsäulen-Schleudertraumas nur geringe Geschwindigkeiten zwischen 10 und 20 km/h auftreten, kommt es beim typischen Schleudertrauma-Unfall zu großen Beschleunigungskräften auf den Kopf. Schätzungsweise handelt es sich um Beschleunigungen von etwa dem 15fachen der Erdbeschleunigung; das entspricht einem Vielfachen der Beschleunigung, die beispielsweise Astronauten in einer Rakete erfahren. Verschiedene Automobilhersteller haben Systeme zur Verringerung dieser Beschleunigungskräfte entwickelt. Deren Auswirkungen auf den Schweregrad der Unfallfälle bleiben jedoch abzuwarten.

Bei den üblichen Methoden zur Feststellung eines Halswirbelsäulen-Schleudertraumas – wie die neurologische Untersuchung oder Anfertigung von Röntgenbildern der Halswirbelsäule – wird leider vergessen, dass das Gehirn bei einem Schleudertrauma ebenso geschädigt werden kann wie die Halswirbelsäule. Daher sind Untersuchungsmethoden erforderlich, die den Zustand des Gehirns objektiv darstellen können. Konventionelle radiologische Verfahren wie die Computertomographie oder Magnetresonanztomographie des Gehirns können jedoch nur die Strukturen und nicht auch die eventuellen Funktionsänderungen des Gehirns darstellen, wie sie durch das Halswirbelsäulen-Schleudertrauma verursacht werden. Im Gegensatz dazu bieten die relativ neuen Methoden der Nuklearmedizin als einzige die Möglichkeit, solche funktionellen Veränderungen bildlich zu erfassen.

2 Verfahren der funktionellen Bildgebung

2.1 Allgemeines

2.1.1 Einführung und Historisches

Die Systeme zur funktionellen Bildgebung erfreuen sich eines hohen Technisierungsstandards und sind in der Schnittstelle verschiedener Fachgebiete heute nicht mehr wegzudenken. Sicherlich mitverantwortlich für den raschen Fortschritt der Instrumente zur funktionellen Bildgebung ist die exponentielle Entwicklung hochleistungsfähiger und schneller Rechnersysteme.

Die Geschichte der Nuklearmedizin, die besonders in den Anfangsjahren eng mit der Geschichte der Nuklearphysik verbunden ist, ist jung. 1947 entdeckt Kallman die Fähigkeit von Kristallen, Gammastrahlen zu absorbieren und Lichtblitze auszusenden (Szintillation; lat. scintilla: der Lichtblitz); er baut den ersten Kristalldetektor. 1951 gelingt Benedict Cassen die bildliche Darstellung der Aktivitätsverteilung mittels rektilinearem Scanner. Hal O. Anger baut 1958 die erste Szintillationskamera (Gammakamera), in der ein Kollimator und ein Photomultiplier enthalten sind. 1962 führen Harper und Lathrop das Technetium (^{99m}Tc) in die Diagnostik ein, mit dem die Darstellung an der Anger-Kamera verfeinert wird. Im gleichen Jahr erfolgt von Rankowitz und Robertson die Erstbeschreibung der Technik der Positronenemissionstomographie (PET) unter Verwendung eines Detektorenrings. 1963 folgt von Kuhl und Edwards die Erstbeschreibung der Single-Photonen-Emissions-Computertomographie (SPECT).

Obwohl SPECT und PET in den frühen 60er Jahren erfunden wurden, sollte es noch mehrere Jahre dauern, bis diese Verfahren Einzug in die klinische Routine fanden. Hauptproblem war, dass die Computertechnologie noch in ihren Kinderschuhen steckte.

Im Folgenden sollen einige wichtige Punkte zu den Verfahren der funktionellen Bildgebung beschrieben werden. Dies kann und will aber kein ausführliches Lehrbuch ersetzen. Eine weiterführende Zusammenstellung bieten u. a. die Bücher von Schicha und Schober (1997) oder von Wieler (1995).

2.1.2
Hirnfunktionen und Hirnstrukturen

Im Gegensatz zu den morphologischen bildgebenden Verfahren der Röntgendiagnostik wie CT und MRT, die die Hirnstrukturen darstellen können, erstrecken sich die Möglichkeiten der nuklearmedizinischen bildgebenden Verfahren auf die Darstellung funktioneller Veränderungen des Gehirns. Es können die verschiedenen Hirnfunktionen wie beispielsweise sprachlicher, visueller, sensorischer oder motorischer Kortex sowohl in ihrem Ruhezustand, aber auch nach (provozierter) Aktivierung des Gehirnsystems bildhaft dargestellt und quantifiziert werden (Abb. 5).

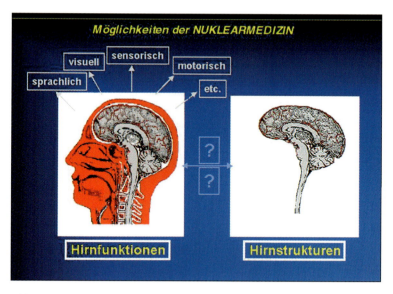

Abb. 5. Im Gegensatz zur morphologischen Bildgebung, bei der nur Strukturen des Gehirns darstellbar sind, können mit den neuen nuklearmedizinischen bildgebenden Verfahren funktionelle Veränderungen (wie z.B. im sprachlichen, visuellen, sensorischen oder motorischen Kortex) sichtbar gemacht werden

Dabei gibt es beim Menschen oft einige Variationen zwischen der tatsächlich lokalisierten Gehirnfunktion und der anatomischen Lehrbuchlokalisation. Aus diesem Grund ist es vor Operationen am offenen Gehirn wichtig, Daten über die tatsächlich lokalisierten Hirnfunktionen des speziellen Patienten zu erhalten. Auch führen die neuropsychologischen Testverfahren zu unterschiedlichen Ergebnissen, was wiederum u. a. zur Umstrittenheit der Neuropsychologie geführt hat.

2.1.3
Darstellungsmöglichkeiten

Mit Hilfe der funktionellen Bildgebung lassen sich am Gehirn folgende Parameter darstellen:
— Durchblutung und Blutvolumen,
— O_2-Metabolismus und -extraktionsrate,
— Glukosemetabolismus,
— Proteinsynthese,
— Neurorezeptoren.

In der klinischen Routine werden hauptsächlich die Durchblutung bzw. der Glukosemetabolismus des Gehirns gemessen. Die Darstellungsmöglichkeiten für SPECT und PET werden unter 2.2.4 bzw. 2.2.5 näher erläutert.

2.1.4
Einsatzgebiete

Haupteinsatzgebiete funktioneller bildgebender Verfahren des Gehirns sind:
— Untersuchung des akuten Schlaganfalls und Feststellung der Prognose;
— Lokalisation der Anfallsherde in der Epilepsiediagnostik;
— Demenzen und Depressionen;
— Früherkennung von M. Parkinson, Parkinsonismus und anderen Bewegungsstörungen;
— Hirntodbestimmung;
— Unterscheidung von Nekrose, Fibrose u. Tumorrezidiv;
— Differentialdiagnostik intrazerebraler Raumforderungen bei HIV-positiven Patienten;
— Feststellung von Hirntraumata.

2.2 Messverfahren

2.2.1 Früherer Detektorenhelm

Bevor es die Möglichkeiten gab, die die tomographischen Bildgebungsverfahren SPECT und PET bieten, wurde zur (radioaktiven) Bestimmung der regionalen Hirndurchblutung eine Art Detektorenhelm verwendet (Abb. 6). Dieser bestand aus einer bestimmten Anzahl von Natriumjodiddetektoren pro Kopfseite, die in einen Helm eingearbeitet wurden. Vor Untersuchungsbeginn wurde der Kopf des Patienten in diesem Helm gelagert; die Form des Helms war den anatomischen Verhältnissen des Schädels angepasst. Die Positionierung des Kopfes erfolgte üblicherweise entlang der orbitomeatalen Linie. Die symmetrisch in den Helm eingearbeiteten Detektoren wurden durch die Bohrlöcher des Helms tangential zum Kopf vorgeschoben. Messungen der Gegenseite oder Einflüsse durch unterschiedliche Kopfformen konnten nicht ganz vermieden werden, wurden aber durch sorgfältig ausgearbeitete Detektorenformen auf ein Minimum beschränkt. Die Aktivität wurde zumeist frontal, frontoparietal, frontotemporal, zentral, parietal, temporookzipital, parietookzipital und okzipital gemessen.

Vor der Ära der Radiotracer ^{99m}Tc-HMPAO (Technetium-99m-Hexamethylpropylenamin-Oxim) oder ^{99m}Tc-ECD (Technetium-99m-Ethylen-Biyldizysteinat-Dimer) hat man zur Bestimmung der Hirnperfusion gerne Xenon verwendet. Dieses Gas konnte inhaliert oder aber, gebunden an Kochsalz, direkt in die Karotidarterien eingespritzt werden. Bei neueren Systemen erfolgte die intravenöse Injektion von ^{133}Xe-NaCl (Xenon-133, gelöst in physiologischer Kochsalzlösung). Zusätzlich wurde dem Patienten eine dicht abschließende Atemmaske mit einem Verbindungsstück zu einer Xenonfalle auf Mund und Kopf befestigt. Dies diente einmal strahlenschutztechnischen Erfordernissen, zum anderen konnte man aus der über die Detektoren gemessenen Aktivität und der abgeatmeten CO_2-Menge sog. ^{133}Xe-Auswaschkurven (^{133}Xe-Aktivitäts-Zeit-Kurven) ermitteln, aus denen sich Hirnperfusionsgrößen in ml pro 100 g Hirngewebe pro min berechnen ließen.

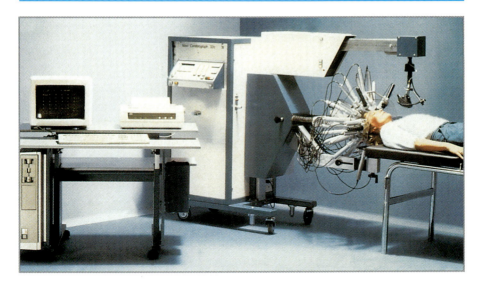

Abb. 6. Beispiel eines Detektorenhelmsystems zur Bestimmung der Hirndurchblutung (Novo Cerebrograph 32c; wird nicht mehr hergestellt). Die Hirndurchblutung in ml pro 100 g Hirngewebe pro min wurde nach Spritzen von in Kochsalzlösung gelöstem Xenongas (^{133}Xe-NaCl) in die Armbeugenvene über die an den Detektoren gemessene Radioaktivität und die über eine Atemmaske gemessene Menge des abgeatmeten Kohlendioxids errechnet

Man konnte also ohne arterielle Blutproben die absolute Hirndurchblutung in den einzelnen Hirnlokalisationen bestimmen. Hierbei war auch eine Unterscheidung zwischen den Hirnperfusionsgrößen für die graue und weiße Hirnsubstanz zusammen (als sog. Initial-slope-Index) sowie für die graue Substanz alleine (als sog. F1-Wert) möglich.

Da die Methode verhältnismäßig aufwendig, das lokale Auflösungsvermögen aber relativ gering ist, hat man sie heute zugunsten von SPECT oder PET aufgegeben, wenngleich man zumindest mittels der Routine-SPECT und den herkömmlichen Perfusionstracern HMPAO oder ECD keine absoluten Hirnperfusionsgrößen bzw. mittels der Routine-PET mit Fluorodeoxyglukose (FDG) nur bei gleichzeitiger und recht aufwendiger Entnahme von arteriellen Blutproben den absoluten Glukoseverbrauch ermitteln kann.

2.2.2
Nahe-Infrarot-Spektroskopie

Die Nahe-Infrarot-Spektroskopie (nIR-Spektroskopie) ist eine neue nichtradioaktive Technik zur nichtinvasiven Bestimmung des zerebralen Blutflusses und der Gewebeoxygenierung (Chance 1991; Chance et al. 1993). Die nIR-Spektroskopie erlaubt im Wellenlängenbereich von 700–900 nm die Messung endogener Konzentrationen von Chromophoren wie z. B. Hämoglobin oder Zytochrom aa_3; diese Messung geschieht durch den intakten Kopf.

Die mittels der nIR-Spektroskopie bestimmbaren Größen sind das oxygenierte Hämoglobin (HbO_2), das desoxygenierte Hämoglobin und das gesamte Hämoglobin. Unter der Annahme, dass der Hämatokrit konstant ist, werden die Veränderungen des Hämoglobinwertes als Indikator für Veränderungen des zerebralen Blutflusses genommen.

Auf den Kopf werden mehrere Detektoren (Optoden) platziert (Abb. 7); diese erhalten von Laserdioden über eine Fiberoptik nahe-infrarotes Licht in verschiedenen Wellenlän-

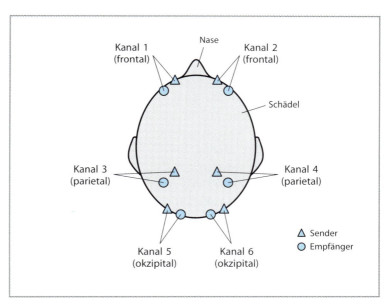

Abb. 7. Detektorenpositionen am Schädel eines Geräts zur nahe-infraroten Spektroskopie, mit dem relative Veränderungen von Blutvolumen und -fluss gemessen werden können. Ansicht von oben; die Nasenspitze ist vorne

gen (775, 825, 850, 904 nm), das durch den Schädel in das Gehirn eintritt. Das anschließend reflektierte Licht wird über einen Photomultiplier wieder zurückgeleitet, der mit einem Mehrkanal-Photonenzählrohr verbunden ist. So kann die reflektierte Photonenanzahl zu jeder Wellenlänge mit der ausgegebenen Lichtmenge des Lasers verglichen werden, woraus die genannten Parameter bestimmt werden können.

Das System kann nur relative Änderungen des Blutvolumens angeben, absolute Werte lassen sich damit nicht ermitteln. Ebenso können wie beim früheren Detektorenhelm (vgl. 2.2.1) nur grobe regionale Angaben zum Blutfluss gemacht werden.

2.2.3
Funktionelle MRT

Die funktionelle MRT (Beispiel eines MRT-Gerätes s. Abb. 8) erlaubt als nichtinvasives und nichtradioaktives bildgebendes Verfahren, Veränderungen der regionalen Durchblutung des Gehirns darzustellen, die sich durch Aktivierung motorischer, auditiver, visueller oder anderer zerebraler Systeme ergeben (Kim et al. 1993).

Grundlage zur Messung dieser Veränderungen sind schnelle Bildtechniken mit Gradientenechosequenzen oder dem neuerdings verfügbaren Echo-Planar-Imaging-Verfahren. Die Aktivierung eines Hirnsystems führt zu einer Zunahme der Oxygenierung bzw. zu einer Abnahme der Desoxygenierung des Hämoglobins im kapillaren und venösen Stromgebiet der aktivierten Hirnregion. Desoxyhämoglobin ist eine paramagnetische Substanz. Es kommt daher bei Anwendung $T2^*$-gewichteter Sequenzen zu einem Signalverlust in der Umgebung der Blutgefäße, der von der Durchblutung abhängig ist und sich im Aktivierungszustand verringert, wie von Hoppel et al. (1993) gezeigt werden konnte. Auf diesem Prinzip beruht die Messung von regionalen Perfusionsveränderungen.

Die funktionelle MRT erfreut sich in zahlreichen, meist wissenschaftlich-experimentell orientierten Studien, die hauptsächlich zur Kartierung der kortikalen Aktivität bei einfachen und komplexen Bewegungen sowie bei kognitiven Aufgaben und emotionalen Reizen durchgeführt werden, zunehmender Beliebtheit. Sie gestattet vorläufig nur, ausgewählte kleine Abschnitte – d. h. nicht gleichzeitig alle Regionen – des

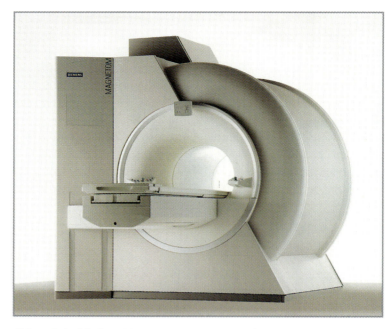

Abb. 8. Beispiel eines Magnetresonanztomographen: MAGNETOM Harmony von Siemens. (Mit freundlicher Genehmigung der Siemens AG Erlangen)

Gehirns zu erfassen und ist deshalb zur primären Lokalisationsdiagnostik ungeeignet.

2.2.4
SPECT

Die SPECT ist mittlerweile ein Routineverfahren der bildgebenden Nuklearmedizin. Sie vermag die Radionuklidverteilung in mehreren Körperschichten in der transversalen Schichtung abzubilden und durch anschließende Rechenvorgänge in verschiedenen anderen Ebenen (koronare und sagittale Ebene) darzustellen. Dabei bewegt sich eine rotierende Gammakamera in definierten Winkelstellungen mindestens 180 Grad um die Längsachse des Patienten (Abb. 9). Die Kameras sind mit ein, zwei oder neuerdings auch mehr (3-4) Köpfen ausgestattet (Abb. 10). Eine Dreikopfkamera hat kürzere Aufnahmezeiten (ca. 20 min für eine Gehirnuntersuchung) und eine deutlich höhere Auflösung als eine Einkopfkamera.

Tabelle 1. Substanzen für SPECT. Verwendete radioaktive Nuklide mit Angabe der Halbwertszeiten

Nuklid	Halbwertszeit
Häufig	
^{99m}Tc	6,0 h
^{123}I	13,3 h
Seltener	
^{133}Xe	5,27 Tage

In jeder Winkelstellung wird eine Aufnahme angefertigt und im nachgeschalteten Computer digital verarbeitet. Verschiedene Filtersysteme – wie Metz-, Ramp-, Wiener- oder Butterworth-Filter – helfen, das "Hintergrundrauschen" herauszurechnen. Eine falsche Filterung kann zur Verschlechterung der Bildqualität führen.

Häufig verwendete Nuklide für die SPECT sind ^{99m}Tc (Technetium) und ^{123}I (Jod); seltener wird ^{133}Xe (Xenon) angewendet (Tabelle 1). Mit diesen radioaktiven Nukliden können verschiedene Substanzen markiert werden, z. B. zur Darstellung der Hirndurchblutung, der Benzodiazepinrezeptorendichte, der Dopamin-D$_2$-Rezeptor-Verteilung oder des Proteinstoffwechsels (Tabelle 2).

Wegen der günstigen dosimetrischen Eigenschaften sind heute vor allem die beiden Durchblutungsmarker ^{99m}Tc-HMPAO und ^{99m}Tc-ECD gebräuchlich (Abb. 11). Beide können die Durchblutung in der grauen Hirnsubstanz (Hirnrinde

Tabelle 2. Substanzen für SPECT. Markierung von verschiedenen Markern mit Radionukliden

Hirndurchblutung	^{99m}Tc-HMPAO
	^{99m}Tc-ECD
	^{133}Xe-NaCl
Benzodiazepinrezeptor	^{123}I-Iomazenil
Dopamin-D2-Rezeptor	^{123}I-IBZM
Proteinstoffwechsel	^{123}I-α-Methyltyrosin

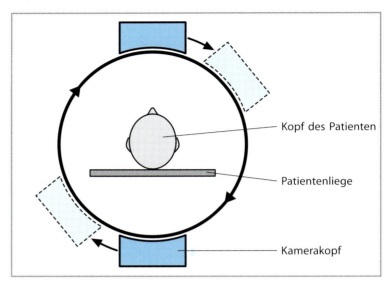

Abb. 9. Prinzip einer SPECT-Kamera. Bei der Doppelkopf-SPECT-Kamera drehen sich zwei gegenüberliegende Kameraköpfe um den Patienten. In jeder Winkelstellung wird eine Aufnahme angefertigt

plus Stammganglien und Thalami), jedoch nicht in der weißen Substanz (Marklager) darstellen.

Das ^{99m}Tc-HMPAO (Technetium-99m-Hexamethylpropylenamin-Oxim) ist ein lipophiles Amin, das nach Applikation in die Armbeugenvene vom Gehirn rasch aufgenommen wird und dort nach etwa 10 min seine maximale Konzentration erreicht (Ell et al. 1985). Nach Überschreiten der Blut-Hirn-Schranke wird HMPAO in eine hydrophile Form umgewandelt und so im Gehirn festgehalten. Die Verteilung entspricht in etwa der Durchblutung.

Das ebenfalls lipophile, jedoch chemisch stabilere ^{99m}Tc-ECD (Technetium-99m-Ethylen-Biyldizysteinat-Dimer) wird bei der ersten Hirnpassage nahezu vollständig aus dem Blut extrahiert und bleibt mehrere Stunden im Gehirn, dessen Durchblutung es in guter Näherung beschreibt. Im Gegensatz zum HMPAO verschwindet das ECD äußerst schnell aus dem Blut; dies ermöglicht eine gute Darstellung des Gehirns gegenüber den Weichteilen oder erweiterten Gefäßen (Vallabhajosula et al. 1989). Außerdem konnte in verschiedenen Studien (u. a. Leveille et al. 1989; Otte et al. 1995) gezeigt

Abb. 10. Beispiel einer Doppelkopf-Single-Photonen-Emissions-Tomographie-Kamera: E.CAM-Gamma-Kamera von Siemens. (Mit freundlicher Genehmigung der Siemens AG Erlangen)

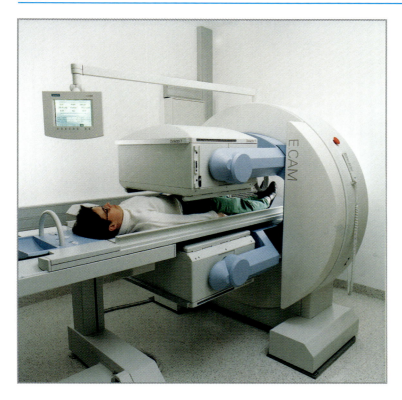

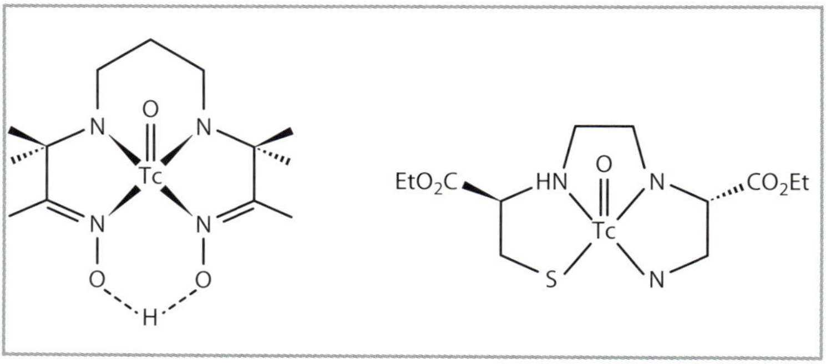

Abb. 11. Strukturformeln von Tc-HMPAO *(links)* und Tc-ECD *(rechts)*

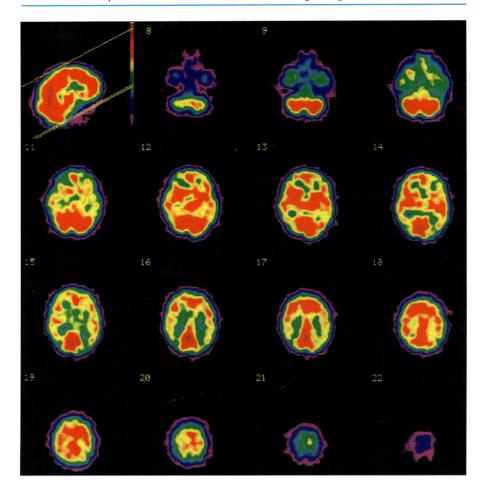

Abb. 12. Veränderung der Abbildungsqualität und des Auflösungsvermögens bei der SPECT. *Oben:* Beispiel eines Ausdrucks einer Doppelkopfkamera aus den Endachtzigerjahren. Rechts oben: Beispiel eines Ausdrucks einer Dreikopfkamera aus den Mitneunzigerjahren. *Rechts unten:* Beispiel einer modernen Einkopfkamera aus den Endneunzigerjahren. Gleiche Untersuchungsparameter, Radiotracer und Aufnahmezeiten vorausgesetzt, zeigt die Kamera rechts oben die beste Auflösung. Auch die moderne Einkopfkamera lässt eine bessere Abbildungsqualität als die ältere Doppelkopfkamera erkennen

Messverfahren

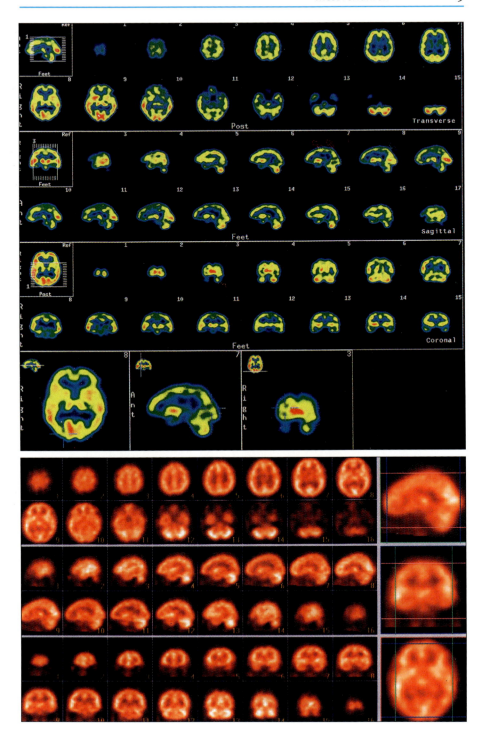

werden, dass ECD gegenüber HMPAO Vorteile bei der Darstellung geringer Durchblutungsänderungen aufweist.

Da die Traceraufnahme vom Funktionszustand des Gehirns abhängt, muss der Tracer unter standardisierten Bedingungen verabreicht werden, normalerweise in einem ruhigen (lärmgeschützten) Raum, nach einer gewissen Ruhezeit (etwa 10–15 min), liegend und mit geschlossenen Augen. Dabei muss der intravenöse Zugang vor der Ruhezeit gelegt werden und die Applikation des Tracers möglichst ohne Ablenkung des Patienten erfolgen.

Jedes Radiopharmakon hat etwas andere Parameter für die Vorbereitung und Einwirkungszeit. Interessant ist, dass bei den Durchblutungsmarkern HMPAO und ECD kurz nach dem Spritzen der Substanz der beim Spritzen herrschende Durchblutungszustand festgehalten, sozusagen "eingefroren" wird und man die eigentliche SPECT-Aufnahme noch Stunden später durchführen kann. Beim ECD führt man die SPECT-Aufnahme in der Regel etwa 2 Stunden nach dem Spritzen durch, da in dieser Zeit eventuelle Hintergrundaktivitäten (d. h. eine Aktivitätsaufnahme in den Weichteilen) außerhalb des in seinem Zustand "eingefrorenen" Gehirns ausgewaschen werden, wodurch die Aufnahme des Gehirns besser wird; zwischenzeitlich kann der Patient, wenn er will, herumlaufen, nach Hause oder zum Einkaufen gehen.

Die Abbildungsqualität und das Auflösungsvermögen der SPECT haben sich im Laufe weniger Jahre deutlich verbessert (Abb. 12). Für die Bildausdrucke werden heutzutage verschiedene Farbskalen mit verschiedenen Abstufungen angeboten und vom einen zum anderen Arzt unterschiedlich favorisiert. Besonders wichtig ist bei der Beurteilung der oft feinen Durchblutungsveränderungen bei Patienten mit HWS-Schleudertrauma, dass man zusätzlich eine Quantifizierung – wie sie in Kap. 3 beschrieben wird – vornimmt.

2.2.5
PET

Die PET beruht auf dem Effekt der sog. Vernichtungsstrahlung der Positronen, die zwei Gammaquanten im Winkel von 180 Grad mit jeweils einer Energie von 511 keV aussendet: Die vorher gespritzte Substanz (der Positronenstrahler) wird beim nur wenige Millimeter reichenden Durchtritt durch Materie (in unserem Fall Hirngewebe) zu zwei Gammaquanten umgewandelt ("vernichtet"), die durch das Gehirn im Winkel von 180 Grad entgegengesetzt voneinander austreten und gemessen werden können.

Ein Bildsignal wird nur dann erzeugt, wenn zwei gegenüberliegende Detektoren gleichzeitig (koinzidentiell) eine Szintillation nachweisen. Daher besteht der PET-Scanner im Allgemeinen aus einem Vollring, in dem viele kleine Detektoren untergebracht sind, die diese Koinzidenzen messen können (Abb. 13, 14). Neuerdings werden auch kostengünstigere rotierende Teilringscanner angeboten.

Die Detektoren enthalten im Gegensatz zur SPECT keine Kollimatoren, die die Gammastrahlen in eine Richtung bündeln würden. Die Koinzidenzschaltung ermöglicht eine dreidimensionale und zeitliche Zuordnung des gemessenen Signals.

Häufig verwendete Radionuklide für die PET sind ^{18}F (Fluor), ^{11}C (Kohlenstoff), ^{13}N (Stickstoff) und ^{15}O (Sauerstoff), Nuklide also, die in ihrer nichtradioaktiven Form natürlicherweise auch im Körper vorkommen und so in körperähnliche, aber künstlich erzeugte Substanzen, wie die ^{18}F-Fluorodeoxyglukose (FDG), eingebaut werden können, um verschiedene Vorgänge zu studieren (Tabelle 3). So können der Energiestoffwechsel, der Proteinstoffwechsel, aber auch die Hirndurchblutung oder die Verteilung dopaminerger Rezeptoren dargestellt werden (Tabelle 4). Seltener verwendete Radionuklide sind ^{68}Ga (Gallium), ^{82}Rb (Rubidium), ^{52}Fe (Eisen) und ^{124}I (Jod).

Die Herstellung der Radiotracer, die eine sehr kurze Halbwertszeit haben (s. Tabelle 4), ist nur im Zyklotron oder Kernreaktor möglich (Abb. 15). Da das ^{18}F noch eine relativ

Tabelle 3. Substanzen für PET. Verwendete radioaktive Nuklide mit Angabe der Halbwertszeiten

Nuklid[a]	Halbwertszeit
^{18}F	110 min
^{11}C	20 min
^{15}O	2 min

[a] Seltener: ^{68}Ga, ^{82}Rb, ^{52}Fe, ^{124}I.

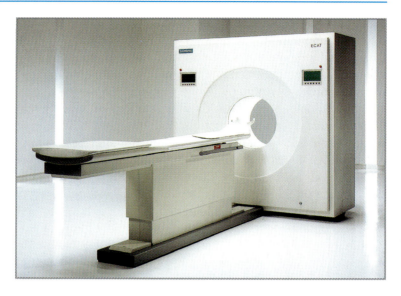

Abb. 13. Beispiel eines Positronenemissionstomographen: ECAT-PET-Scanner von Siemens. (Mit freundlicher Genehmigung der Siemens AG Erlangen)

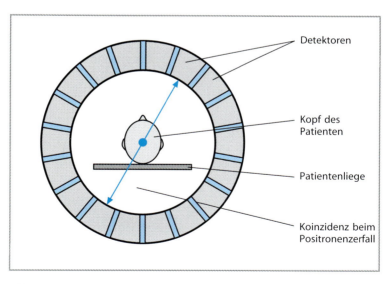

Abb. 14. Prinzip der PET: Bei der PET werden gleichzeitige Ereignisse, sog. Koinzidenzen, gemessen. Dies ermöglicht die exakte räumliche Zuordnung eines Signals

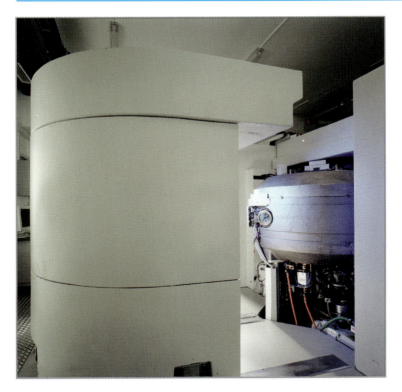

Abb. 15. Bild einer Zyklotronanlage: Zyklotron von CTI, Knoxville, USA (Mit freundlicher Genehmigung der Siemens AG Erlangen)

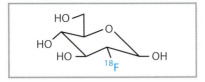

Abb. 16. Strukturformel von Fluorodeoxyglukose

Tabelle 4. Substanzen für PET. Markierung von verschiedenen Markern mit Radionukliden

Hirndurchblutung	$H_2^{15}O$
Energiestoffwechsel	$^{15}O_2$ ^{18}F-FDG
Proteinstoffwechsel	^{11}C-Methionin
Dopaminerge Rezeptoren	^{18}F-DOPA ^{18}F-Spiperone ^{11}C-Raclopride

vertretbar lange Halbwertszeit von knapp 2 Stunden hat, kann ^{18}F-FDG (Abb. 16) auch an PET-Standorten benutzt werden, die kein Zyklotron haben (Satelliten-PET). Hier ist man auf ein Zyklotron oder einen Kernreaktor in der näheren Umgebung angewiesen, was im Umkreis von maximal 200–300 km sinnvoll ist.

Im Gegensatz zur SPECT ist die PET bei den Untersuchungen mit einem deutlich höheren Aufwand an Personal und Kosten verbunden. Ebenfalls ist die Quantifizierung der gemessenen Stoffwechselvorgänge nur über komplizierte mathematische Modelle, sog. Kompartmentmodelle, mit verschiedenen Übertrittskonstanten (k_1 bis k_6) möglich. Es lassen sich bei entsprechendem Aufwand (unter anderem Entnahme von arteriellen Blutproben in sehr kurzen Abständen während der Untersuchung) auch absolute Größen zu Perfusion (in ml pro 100 g Hirngewebe pro min) oder Glukosemetabolismus des Gehirns (in µmol pro 100g Hirngewebe pro min) bestimmen.

Wie bei der SPECT sind bei der praktischen Durchführung von Hirn-PET-Untersuchungen ähnliche standardiserte Bedingungen notwendig. Das Auflösungsvermögen der PET ist besser als das bei der SPECT, die weiße Hirnsubstanz ist jedoch ebenfalls nicht darstellbar. Die Bildausdrucke können wie bei der SPECT in verschiedenen Farbskalen ausgegeben werden (Abb. 17); der Reiz der PET liegt aber sicherlich in der absoluten Quantifizierung, wenngleich an den wenigsten dem Autor bekannten Instituten die dazu nötige arterielle Blutentnahme routinemäßig durchgeführt wird.

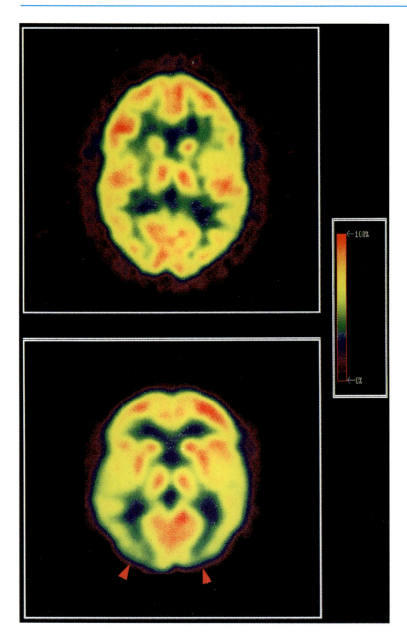

Abb. 17. Verschiedene Bildausdrucke desselben transversalen Hirnschnitts mit unterschiedlichen Farbskalen (^{18}F-FDG-PET). Jeweils oben ist der Hirnschnitt einer Kontrollperson und jeweils unten der eines HWS-Schleudertrauma-Patienten abgebildet. Die parietookzipitalen Stoffwechselverminderungen kommen je nach verwendeter Farbskala unterschiedlich deutlich heraus

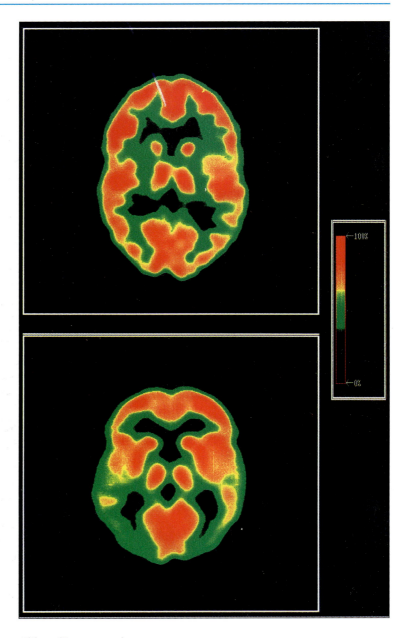

Abb. 17 (Fortsetzung)

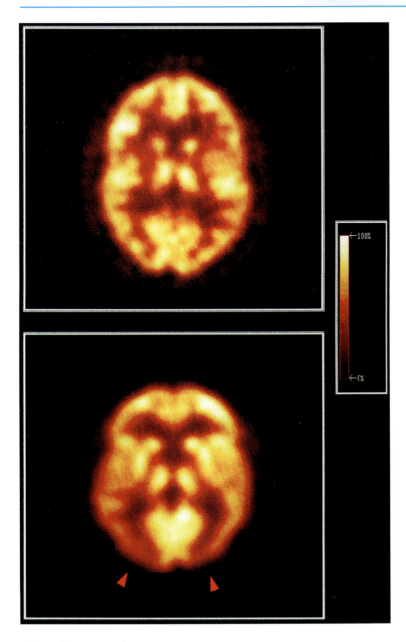

Abb. 17 (Fortsetzung)

2.3
Zusammenfassung für Betroffene und Nichtärzte

Mit der Entwicklung hochleistungsfähiger Rechnersysteme hat sich die funktionelle Bildgebung einen festen Platz an der Schnittstelle verschiedener Fachgebiete erobert. Sie ist in der Lage, unterschiedliche Funktionen – wie z. B. die Durchblutung oder den Energiestoffwechsel – an verschiedenen Stellen des menschlichen Gehirns darzustellen und damit ein weites Spektrum verschiedenster zu untersuchender Erkrankungen abzudecken.

Früher wurden Messsysteme mit relativ geringem Auflösungsvermögen verwendet, heute bieten insbesondere die beiden Schnittbildverfahren Single-Photonen-Emissions-Computertomographie (SPECT) und Positronenemissionstomographie (PET) eine hochleistungsfähige Bildgebungsmöglichkeit. Diese Messverfahren beruhen auf der Verabreichung radioaktiver Stoffe über eine Armbeugenvene, die dann den Weg ins Gehirn finden und dort je nach verabreichter Substanz die Durchblutung oder den Energiestoffwechsel anzeigen.

Dabei kann es sein, dass das Gehirn in der SPECT oder PET deutliche funktionelle Veränderungen aufweist, jedoch in den konventionellen radiologischen Verfahren wie Computertomographie oder Magnetresonanztomographie, die nur Strukturveränderungen darzustellen vermögen, keine Auffälligkeiten zu erkennen sind.

Gerade beim Halswirbelsäulen-Schleudertrauma mit oft nur feinen funktionellen Veränderungen sind die SPECT oder PET derzeit die einzigen Methoden, diese Veränderungen nachzuweisen.

3 Verfahren der Bildauswertung

3.1 Einführung

Die Auswertung der Studien durch funktionelle Bildgebungsverfahren hat sich im Laufe der Zeit einem deutlichen Wandel unterzogen. Während man früher die Bilder allein visuell beurteilte, ermöglichen heute neue Techniken die objektive und quantitative Erfassung der Aktivitätsverteilung in verschiedenen interessierenden Regionen des Gehirns. Insbesondere das statistische parametrische Mapping (SPM), entwickelt von Friston et al. (1991, 1995a,b) bietet durch die Normierung des Gehirns auf ein Talairach-Koordinatensystem eine beobachter- und schnittbildunabhängige Methode der quantitativen Erfassung zerebraler Abnormitäten.

Im Folgenden werden die Verfahren der Bildauswertung ausführlich behandelt, da sie in den einschlägigen Lehrbüchern in der Regel vernachlässigt werden, jedoch für die weiteren Betrachtungen unverzichtbar sind.

3.2 Visuelle Auswertung

Die SPECT- wie auch die PET-Studien wurden früher in der Regel nur anhand des optischen Eindrucks der Bilder durchgeführt. Diese allein visuelle Beurteilung birgt jedoch die Gefahr, dass das Auswertungsergebnis ausschließlich vom Können und der Erfahrung des beurteilenden Arztes abhängt. Man hat daher das "Lesen" der Bilder in der Weise zu verfeinern versucht, dass man mindestens zwei Beobachter voneinander unabhängig eine Diagnose stellen ließ und nur bei Übereinstimmung die Beurteilung als positiv bewertete. Oft wurde unter den "Bildgutachtern" auch ein Neurologe hinzugezogen. Nichtsdestoweniger haben sich einige frühe Forschungsergebnisse, die alleine auf der visuellen Analyse beruhten, als nicht haltbar erwiesen, wie z. B. die wiederholt beschriebene Hypofrontalität bei der Schizophrenie (Gur u. Gur 1995).

Leider greift man in der klinischen Routine und unter dem in der Praxis herrschenden Zeitdruck oft nur auf die visuelle Beurteilung der Hirnausdrucke zurück; meistens werden die Bilder nur von einer einzigen Person angesehen. In Fällen mit nur diskreten Hirnstoffwechselveränderungen, wie z. B. der milden traumatischen Hirnschädigung oder dem HWS-Schleudertrauma, besteht hierin jedoch ein Schwachpunkt, der oft größere Auswirkungen haben kann, als man denkt; so kann der eine Bildbetrachter eine Erkrankung sehen, der andere sieht jedoch nichts. Eine weitere Gefahr von ausschließlich visuell erhobenen Diagnosen liegt darin, dass der in der Regel nichtradiologische Gutachter mit den Kamerabildern gar nichts anfangen kann und deshalb eine Diagnose des Nuklearmediziners selbst nicht nachvollziehen und nachprüfen kann. Eine Fehlinterpretation der Bilder durch den Nuklearmediziner hat deshalb meistens direkte Auswirkungen darauf, ob und wie ein Patient anschließend therapiert wird.

3.3
Quantitative Auswertung

3.3.1
Region-of-Interest-Technik

Verschiedene Hersteller von SPECT- und PET-Kamerasystemen bieten semiquantitative Hirnquantifizierungsprogramme an, die z. T. vollautomatisch funktionieren. Bei diesen Programmen werden interessierende Regionen, sog. Regions-of-Interest (ROIs), in verschiedene Hirnabschnitte gelegt. Meist können aber nur größere Areale von dem Rechenalgorithmus erkannt werden (Abb. 18). Feinstrukturen und genaue anatomische Abgrenzungen werden naturgemäß nicht genauer erfasst.

Die übliche Standardsoftware bietet vielfach einen Seitenvergleich der verschiedenen ROIs, bei denen die Höchst-,

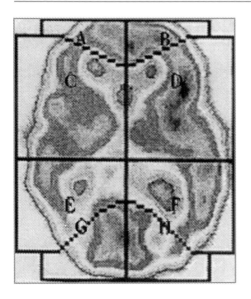

Abb. 18.
Automatische Region-of-Interest-Platzierung eines älteren Kamerasystems, 99mTc-HMPAO-SPECT. (Aus Otte et al. 1995 b; mit freundlicher Genehmigung[4] des WB Saunders Verlages)

Mindest- und Mittelwerte der Zählraten sowie die Bildpunktzahl und -größe angegeben werden.

Für spezielle wissenschaftliche Fragestellungen sind allerdings die vollautomatischen Programme der Hersteller im Allgemeinen unbefriedigend, so dass man ein eigenes ROI-Template (ROI-Schablone, -Maske) definieren muss, das von Hand oder halbautomatisch in die entsprechenden interessierenden Regionen interaktiv verschoben werden kann (Abb. 19).

Hierbei können die Uptakes in den ROIs normiert werden. Gerne normiert man auf den globalen Uptake in Höhe der Basalganglien und Thalami; man kann aber auch auf den mittleren globalen Uptake aller Hirnschichten oder auf das Kleinhirn oder eine Kleinhirnhemisphäre normieren. In letzterem Fall ist allerdings Vorsicht geboten, da das intakte Kleinhirn bei Veränderungen auf der kontralateralen Seite im Großhirn empfindlich reagiert, was unter dem Phänomen der gekreuzten zerebellären Diaschisis als Ausdruck einer Diskonnektion innerhalb des Tractus corticopontocerebellaris bekannt ist (Baron et al. 1980).

---

[4]Die Quelldatei für diese und sämtliche anderen Abbildungen, die einer Abdruckgenehmigung bedurften, ist aus dem Literaturverzeichnis auf den S. 109ff. zu entnehmen.

Kapitel 3 Verfahren der Bildauswertung

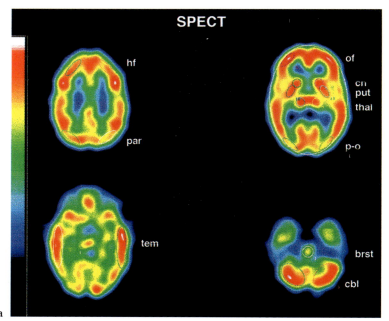

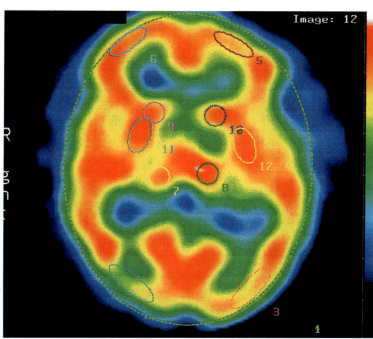

Abb. 19 a,b

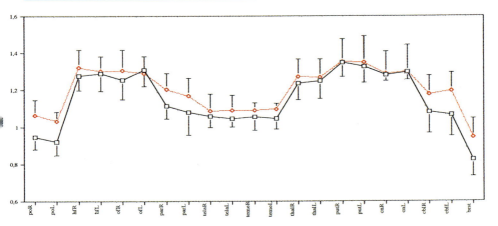

Abb. 20. Darstellung eines Kurvenplots mit glukosemetabolischen Indexwerten (auf der y-Achse), die in verschiedenen interessierenden Regionen (abgekürzt auf der x-Achse) ermittelt wurden. Dabei entspricht die rote Linie mit den Balken nach oben den Mittelwerten und Standardabweichungen (Balken) einer Kontrollgruppe, die schwarze Linie mit den Balken nach unten den Mittelwerten und Standardabweichungen einer Patientengruppe. Mit Hilfe dieser Darstellung lässt sich leicht prüfen, ob eine Patientengruppe – wie im vorliegenden Fall – oder auch ein einzelner Patient mit den Werten noch innerhalb des Bereiches eines Kontrollkollektivs liegt oder nicht

Der aus dem auf einen globalen oder zerebellären Uptake normierte ROI-Uptake ermittelte Wert ergibt eine dimensionslose Zahl und wird im Fall einer Durchblutungsuntersuchung Perfusionsindex und im Fall einer Glukoseuntersuchung glukosemetabolischer Index (GMI-Wert) genannt. Ermittelt man die Indizes auch für eine Gruppe von gesunden Probanden, so lassen sich die Werte für eine Patientengruppe oder auch für einen einzelnen Patienten in einem *t*-Test mit der Probandengruppe statistisch miteinander vergleichen und die Abweichungen vom Normkollektiv in der Anzahl an Standardabweichungen angeben (Tabelle 5).

◀ **Abb. 19. a** Darstellung eines ROI-Templates über das gesamte Gehirn. Transversale Hirnschnitte, ^{99m}Tc-ECD-SPECT, mit Regions-of-Interest, die in verschiedene Abschnitte des Gehirns eingezeichnet sind. *hf* hochfrontal, *par* parietal, *of* orbitofrontal (tieffrontal), *cn* Nucleus-caudatus-Kopf, *put* Putamen, *thal* Thalamus, *p-o* parietookzipital, *brst* Brainstem (Hirnstamm), *cbl* Cerebellum (Kleinhirn). **b** Vergrößerter Ausschnitt aus einem transversalen Hirnschnitt in Höhe etwa der Mitte des Gehirns eines anderen Patienten; ^{99m}Tc-ECD-SPECT, ebenfalls mit Regions-of-Interest, die in verschiedene Abschnitte des Gehirns eingezeichnet sind

Tabelle 5. Beispiel für einen Patienten im Vergleich zur Normkollektivtabelle. Die *kursiv* gesetzten Areale zeigen deutliche Abweichungen der Patientendaten gegenüber einem Normkollektiv (mehr als 2 Standardabweichungen unter dem Mittelwert liegend); angegeben sind glukosemetabolische Werte, beim Normkollektiv als Mittelwert ±1 Standardabweichung

Hirnregion	GMI des Patienten Rechte Seite	Linke Seite	GMI bei einem Normkollektiv Rechte Seite	Linke Seite
Hochfrontal	1,1667	1,2500	1,3205±0,0950	1,3023±0,0800
Hochparietal	*0,9833*	1,0500	1,2030±0,0872	1,1678±0,0958
Tieffrontal	1,3333	1,2500	1,3050±0,1106	1,2896±0,0940
Temporolateral	1,0750	1,1000	1,0876±0,0922	1,0886±0,0835
Temporomesial	1,1500	1,1250	1,0896±0,0404	1,0973±0,0324
Parietookzipital	*0,9007*	*0,9000*	1,0685±0,0823	1,0312±0,0518
Thalamus	1,2500	1,3167	1,2716±0,0959	1,2673±0,0995
Nucleus-caudatus-Kopf	1,2667	1,2833	1,2864±0,1213	1,2977±0,1451
Putamen	1,3500	1,4000	1,3521±0,1212	1,3464±0,1447
Kleinhirn	1,0750	1,0750	1,1339±0,0806	1,1563±0,0897

Des Weiteren ist ein ROI-Template mittels EXCEL möglich. Die gemessenen Werte werden vom Arzt hierhin übertragen, und das Spreadsheet (Formblatt) rechnet die Indizes und die Abweichungen vom eingespeicherten Normkollektiv automatisch aus. Auch können graphische Darstellungen ausgegeben werden (Abb. 20).

Im Gegensatz zur weit verbreiteten Meinung, ROIs könnten nur die Gehirnseiten miteinander vergleichen, sind die durch die beschriebene Normierung gewonnenen Perfusions- oder Glukoseindizes und ihre statistische Auswertung recht genau und auch im Vergleich mit dem statistischen parametrischen Mapping (s. unten) gut übereinstimmend, jedoch deutlich aufwendiger als dieses, da vieles noch von Hand eingegeben werden muss.

3.3.2
Statistische Auswerteverfahren

Stereotaktische Atlanten

Die Stereotaxie hat schon seit einigen Jahren Einzug in Anatomie und Neurochirurgie gefunden. Man versteht darunter die Lehre vom – so wörtlich – "räumlichen Ausmessen". Zur Normierung werden in der Stereotaxie verschiedene Hirnatlassysteme verwendet, von denen sich das von Talairach und Tournoux durchgesetzt hat. Mit Hilfe dieser Atlassysteme kann man z. B. Hirntumoren oder epileptogene Herde in einem normierten Koordinatensystem beschreiben und genauestens operieren.

Atlas nach Talairach und Tournoux. Nachdem schon 1958 von Talairach ein Atlas zur Darstellung der Stammganglien zusammengestellt worden war, erschien 1967 unter dem Titel Atlas d'Anatomie Stéréotaxique du Télencéphale die Erstausgabe für das gesamte Gehirn. Hierbei wurde ein pro-

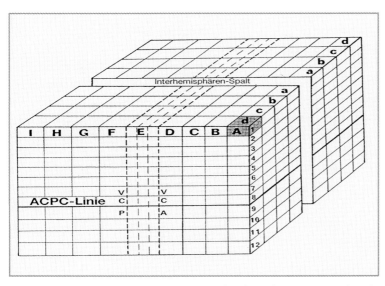

Abb. 21. Einteilungsprinzip des Gehirns nach Talairach u. Tournoux (1988). ACPC-Linie: Verbindungslinie zwischen vorderer und hinterer Kommissur des Gehirns. Das Gehirn wird in diese Volumenbox "gepresst", und man kann damit die Koordinaten in jedem Volumenbildpunkt genau und standardisiert angeben

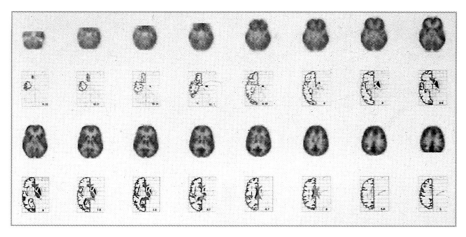

Abb. 22. Beispiel aus dem Atlas von Talairach und Tournoux. Transversale Schnitte aus dem digitalisierten Atlas sind zusammen mit den korrespondierenden und nach dem Talairach-Atlas normierten PET-Schnitten dargestellt

portionales, stereotaktisches Gittersystem entwickelt, in dem die Anatomie des Gehirns standardisiert dargestellt wird und Raumkoordinaten zugeordnet werden können. Ziel war die Darstellung eines allen Einzelhirnen zugrunde liegenden Einteilungsprinzips mit verallgemeinerungsfähigen Raumbeziehungen der Hirnstrukturen zueinander.

Talairach nahm zur Erstellung seines Atlassystems 20 vollständige Gehirne und 100 Hirnhälften, die er mit 400 neuroradiologischen Untersuchungen verglich, bei denen mit Hilfe der Ventrikulographie, Pneumenzephalographie und Kontrastmittelgabe zahlreiche Strukturen direkt oder indirekt zur In-vivo-Darstellung gebracht worden waren. Für die Hirnschnitte wurde am geschlossenen Schädel der Leichenhirne mit Hilfe dieser radiologischen Untersuchungen auf die AC-PC-Linie (Verbindungslinie zwischen vorderer und hinterer Kommissur) geschlossen, um anschließend parallel zu dieser Linie die Schnitte vorzunehmen.

Daraus wurde ein dreidimensionales Raumgitter erstellt, das durch 3 Hauptlinien und 6 Raumpunkte definiert ist (Abb. 21).

Entsprechend diesem Koordinatensystem wurde das Talairach-Normhirn eingeteilt. Durch lineare Anpassung des Koordinatengitters entstand eine räumliche Normierung, bei der die individuelle Anatomie des Gehirns in ein festes Bezugssystem unterteilt ist.

Der Talairach-Atlas, der heute in seiner Fassung von 1988 zum europäischen Standard gehört, zeigt alle Schnitte, die sich aus den 3 Ebenen des oben dargestellten Bezugssystems ergeben. Der Atlas der Erstausgabe wurde aus 6 Hirnen unterschiedlicher Größe erstellt, um die Gültigkeit der stereotaktischen Einteilung mit dem Gittersystem durch Gegenüberstellung zu veranschaulichen. Es lagen 32 sagittale Schnitte aus den Hemisphären zweier Gehirne, 22 und 24 koronare aus zwei weiteren und jeweils 18 transversale Schnitte aus einem dritten Paar vor. Im Gegensatz hierzu wird in der 1988 erschienen Ausgabe des Talairach-Atlas nur das Gehirn einer einzigen mitteleuropäischen Frau als anatomische Referenz verwendet. In Abb. 22 ist ein Beispiel aus dem Talairach-Atlas zusammen mit den korrespondierenden PET-Schnitten in transversaler Ebene dargestellt.

Software

Viele der Hirnquantifizierungsprogramme sind noch im Experimentalstadium. Die Idee der Programme ist jedoch bei allen gleich: nämlich die Normierung des Patientengehirns auf ein bestimmtes Kartensystem und der anschließende statistische Vergleich mit einem ebenfalls normierten Kontrollkollektiv.

Die beiden bekanntesten Programme sind allen voran das statistische parametrische Mapping (SPM) von Friston et al. (1995) sowie der "Computerized Brain Atlas" (CBA; computerisierter Hirnatlas) von Greitz et al. (1991). Ein anderes Programm zur Kartierung des Gehirns (Analyse der funktionellen Bildgebung des Gehirns) wurde von Cox (1996) entwickelt.

SPM und CBA sollen im Folgenden näher beschrieben werden.

Statistisches parametrisches Mapping. Das Softwarepaket "Statistisches parametrisches Mapping" wurde von Friston et al. (1991, 1995) entwickelt. Es normiert das menschliche Gehirn auf ein standardisiertes Koordinatensystem nach Talairach und Tournoux. Dadurch bietet es eine schnittbil-

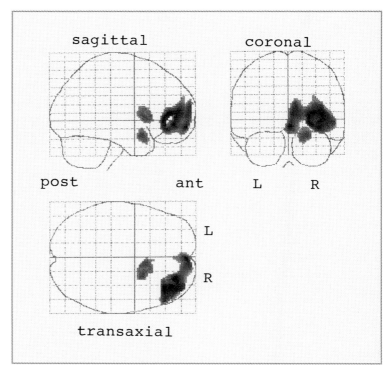

Abb. 23. "Glashirn"-Ansicht beim statistischen parametrischen Mapping (SPM). Die schwarzen Bildpunktareale entsprechen statistisch signifikanten Durchblutungsverminderungen im Hirn-SPECT. (SPM, Version SPM96)

dunabhängige Methode der standardisierten Erfassung von Hirnveränderungen, wie sie z. B. durch eine PET- oder SPECT-Untersuchung nachgewiesen werden können.

Ursprünglich wurde SPM für die Anwendung bei funktionellen MRT-Studien entwickelt. Neuere Versionen, wie beispielsweise SPM96, bieten jedoch ein Template für PET-Anwendungen an. Um SPM auch für SPECT-Studien zu verwenden, bedarf es allerdings einiger in Eigenregie zu programmierender Zusatzmodule.

Das Grundprinzip ist jedoch bei allen Verfahren, egal ob PET oder SPECT, gleich: Transversale Schnittbilder der PET- oder SPECT-Kamera werden in ein für SPM kompatibles Format (ANALYZE-Format) durch das Erzeugen brauchbarer sog. Bild-Headers gebracht. Diese Bild-Headers sind eine Art Zusammenfassung der Bildinformation, welche die Bildgröße,

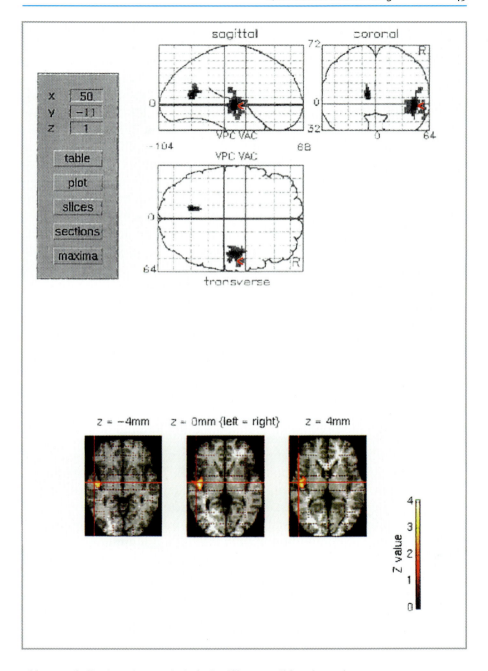

Abb. 24. Lokalisation eines statistisch signifikanten Bildpunktareals, gewonnen bei einer FDG-PET-Untersuchung, und Überlagerung auf die entsprechenden MRT-Schnittbilder. (Statistisches parametrisches Mapping, Version SPM94)

die Anzahl an Schnittbildern, die Pixeltiefe, den höchsten Pixelwert und die Voxelgröße enthält. Ein Pixel ist ein Bildpunkt im zweidimensionalen Raum, ein Voxel ein Volumenbildpunkt.

Nach Übertragung der Header-Daten vom Kamerarechner auf einen UNIX-Rechner, der das Programm MATLAB 4.2c geladen hat, werden die Bilder auf das stereotaktische Koordinatensystem von Talairach und Tournoux transformiert. Hierbei findet ein bestimmter Rechenvorgang, ein sog. linearer 12-Parameter-affiner Normalisierungsalgorithmus, Anwendung. Anschließend werden die normalisierten Bilder beispielsweise einer Patienten- und einer Kontrollgruppe über eine t-Statistik voxelweise miteinander verglichen. Natürlich kann auch ein einzelner Patient mit dem Normkollektiv verglichen werden. Die Voxelgröße lässt sich im SPM-Programm einstellen, ebenso die Parameter für die t-Statistik, insbesondere das Signifikanzniveau (p).

In der Biologie wird das Signifikanzniveau von p<0,05 als statistisch signifikant bezeichnet. Beim SPM stellt man üblicherweise ein noch höheres Signifikanzniveau (p<0,01 oder p<0,001) ein, um auch wirklich nur die deutlichen Abweichungen anzeigen zu lassen. Diejenigen Voxels, die ein bestimmtes Signifikanzniveau überschreiten, werden in einer Art "Glashirn" (also einem Hirn, in das man von allen Seiten hineinschauen kann) in den üblichen 3 Ebenen dargestellt (Abb. 23). Es können auch Daten über die angezeigten Bildpunkte eingeholt werden, so z.B. die genauen Koordinaten im Talairach-Raum, was für Neurologen und Neurochirurgen nicht unwichtig ist, sowie das exakte Signifikanzniveau (z.B. p=0,00145). Ebenfalls kann man mit dem Cursor einzelne angezeigte Bildpunkte anklicken und sich diesen Punkt in die genaue Position des dazugehörigen SPECT-Schnittbildes einzeichnen lassen (Abb. 24). Das SPM-Programm bietet auch die Möglichkeit, die angezeigten Volumenbildpunkte entweder auf ein normales MRT-Template oder auf das patienteneigene MRT-Bild zu überlagern, das dann dreidimensional in bis zu 6 Teilansichten dargestellt wird (vgl. Abb. 25, Kap. 4.1.2).

Über das Internet lassen sich die verschiedenen Softwareversionen, die es seit 1994 gibt, kostenlos herunterladen. Bislang benötigte man für die Software einen Rechner mit dem Betriebssystem UNIX (z.B. SUN Ultra-1 Workstation) in Kombination mit dem Softwarepaket MATLAB der (älteren) Version 4.2c von Mathworks. Neuere Versionen von MATLAB lassen das Programm SPM nicht laufen. Neuerdings gibt es auch eine SPM-Version, die unter dem Betriebssystem WINDOWS 95 auf einem herkömmlichen Personalcomputer läuft, ohne dass man MATLAB benötigt; diese Windows-Version bietet jedoch bislang weit weniger Möglichkeiten als die UNIX-Varianten.

Die verschiedenen Versionen von SPM kann man sich auf der Internetseite http://www.fil.ion.ucl.ac.uk/spm herunterladen. Dort finden sich auch nähere Hinweise zur Installation. Da die Software kostenlos ist, werden jedoch keine näheren Angaben zur Bedienung von SPM gemacht. Diese kann bislang nur an Zentren erlernt werden, die bereits mit SPM gearbeitet haben.

Die Möglichkeiten von SPM sind groß. So werden PET- oder SPECT-Befunde besser erkannt und darstellbar gemacht; sie sind nicht mehr von der subjektiven visuellen Analyse des Arztes abhängig. Aus diesem Grund bietet die SPM-Darstellung von PET- oder SPECT-Datensätzen auch eine wertvolle Hilfe in der Begutachtungspraxis. Die Bedienung des Programms bedarf hingegen eines erfahrenen und gut ausgebildeten Mitarbeiters, der einerseits ein hohes Maß an Kenntnissen zur Software aufweisen und andererseits in Schnittbildanatomie und Bildgebung versiert sein sollte.

Die SPM-Analyse eines einzelnen Patienten im Vergleich mit einem bereits eingespeicherten Normkollektiv von sagen wir 15 gesunden Probanden dauert je nach Rechnergeschwindigkeit etwa 30 Minuten zusätzlich zur normalen Routineuntersuchung des Patienten. In einer Zeit zunehmender Einschränkungen durch kassenärztliche Vorgaben ist dies ein ebenfalls zu berücksichtigender Faktor.

Schließlich sei ausdrücklich darauf hingewiesen, dass sich ohne das Vorhandensein eines Vergleichskollektivs keine SPM-Auswertung anfertigen lässt, es sei denn, man möchte in einer Nachuntersuchung desselben Patienten Unterschiede zur Voruntersuchung herausstellen. Gerade jedoch die Rekrutierung eines Normkollektivs bereitet den meisten Instituten und Praxen erhebliche Probleme, so dass eine Begutachtung von HWS-Schleudertrauma-Patienten, die alleine auf der Grundlage einer visuellen Bildauswertung fußt, leider zu den bekannten Problemen der Objektivität führen wird.

Computerized Brain Atlas. Der Computerized Brain Atlas (CBA) von Greitz et al. (1991) beruht ebenfalls auf dem Talairach-Koordinatensystem. Die CBA-Software wurde 1994 von Thurfjell zu einer benutzerfreundlichen Neufassung umgestaltet und kann von der schwedischen Firma Applied Medical Imaging erworben werden. Im CBA wurden digitalisierte Photographien von Gefrierschnitten eines einzigen Gehirns als Standard eingelesen, woraus eine dreidimensionale Datenbasis für innere und äußere Umrisse sowie etwa 400 Strukturen des Gehirns definiert wurden, die nach zentralen und kortikalen Regionen und den Brodmann-Arealen geordnet sind. Mit diesen vorgegebenen Schablonen werden die funktionellen Bilder verglichen und normiert.

Anschließend lassen sich die eingelesenen Bilddaten sowohl individuell als auch in einer Gruppenanalyse evaluieren. Die Ergebnisse werden auf verschiedene Weisen visualisiert, u. a. bietet sich eine selektive Darstellung von Pixeln oberhalb eines statistischen Schwellenwertes oder von Pixeldaten mit gemeinsamen Eigenschaften an (z. B. Gruppen von mehr als 25 Pixeln oberhalb eines Schwellenwertes).

Im Vergleich zum SPM ist die CBA-Software jedoch nach Ansicht des Verfassers derzeit relativ kompliziert zu bedienen; zudem müssen viele Schritte, die SPM automatisch erledigt, mühsam von Hand ausgeführt werden.

3.3.3
Bedeutung des Kontrollkollektivs

Sämtliche quantitativen Bildauswertungsmethoden beruhen auf dem Vergleich der Patienten- oder Patientengruppendaten mit den Daten eines Normkollektivs. Die Rekrutierung von gesunden Probanden ist in manchen Ländern recht einfach, in vielen europäischen Ländern und insbesondere in Deutschland aus verschiedenen Gründen jedoch schwierig. Unter anderem werden radioaktive Substanzen verwendet, deren Applikation an Gesunden ohne eine Indikation von den wenigsten Ethikkommissionen und – wenn – nur unter erheblichen Auflagen geduldet wird, zum anderen ist die Bezahlung dieser gesunden Probanden ein eigenes Problem.

Daher behelfen sich viele Institute mit Daten von Patienten, die keine pathologischen Auffälligkeiten gezeigt haben oder die zu anderen Fragestellungen, z. B. im Rahmen einer onkologischen Abklärung oder Verlaufskontrolle des Bauchraums, zugewiesen wurden und bei denen man noch zusätzlich einen Hirnscan "gefahren" hat, ohne eine weitere Dosis des Radiotracers spritzen zu müssen. Gerade aber bei Hirnuntersuchungen sind solche Kunstgriffe zur Rekrutierung eines sog. "Normalkollektivs" nicht immer glücklich: Zum einen können Krebspatienten depressive Hirnveränderungen haben (vgl. auch Kap. 4.2.2), zum anderen gehorchen solche Zusatzscans oft anderen Untersuchungsprotokollen als ein standardisierter Hirnscan.

Man kann als Kontrollkollektiv auch eine bekannte Gruppe von Patienten mit einer bestimmten Erkrankung des Gehirns wählen. Die Ergebnisse der zu untersuchenden Patientengruppe müssen dann aber mit dem Zusatz "im Vergleich zu einer Gruppe von Patienten mit der Erkrankung xy" versehen werden, was nicht immer geschieht.

Ebenfalls bedeutsam ist, dass man das Alter und das Geschlechtsverhältnis der Vergleichsgruppe auf die zu untersuchende Gruppe abstimmt. So ist es wenig ratsam, eine Gruppe von männlichen Teenagern mit einer Gruppe von über 80-jährigen Damen zu vergleichen.

Auch sollte die Anzahl der Normgruppe vorher statistisch überlegt sein. Bei der Interpretation von Gruppenunterschieden sei überdies Vorsicht geboten: Es kann beispielsweise leicht gezeigt werden, dass ein p-Wert von $p<0{,}0001$ nicht bedeutet, dass 100% der Patienten einen Perfusionsindex oder glukosemetabolischen Index von mehr als 2 Standardabweichungen unterhalb des Kontrollkollektivs haben; es kann in diesem Fall nämlich sein, dass nur 50% der Patienten Werte von mehr als 2 Standardabweichungen unterhalb des Normkollektivs haben, wenn die restlichen 50% der Patienten nur eine Standardabweichung darunter liegen (Otte et al. 1998c).

Das Normkollektiv ist gleichzeitig der wichtigste, aber naturgemäß auch der anfälligste Teil bei der quantitativen Auswertung von Bilddaten.

3.4
Anforderungen an moderne Bildanalyse

Die moderne Bildanalyse von Hirn-PET- oder -SPECT-Daten eines Patienten in der klinischen neurologischen Diagnostik sollte quantitativ erfolgen. Wünschenswert ist eine anatomische Orientierung der Bilddaten an das Talairach-Koordinatensystem und der anschließende Vergleich des Patienten mit einem verlässlichen Normkollektiv mittels standardisierter ROIs oder besser voxelweise mittels SPM.

Der Vergleich des SPECT- oder PET-Bildes mit dem korrespondierenden CT- oder MRT-Bild sollte zum Ausschluss oder Nachweis anatomischer Variationen bzw. Gyrusverschmälerungen nicht fehlen; dieser sollte zumindest visuell, besser durch Bildüberlagerung (Fusion-Imaging) erfolgen. Anschließend sollten die Ergebnisse der Bildanalyse im Kontext der klinischen Befunde interpretiert werden. Eine rein visuelle Beurteilung der Bilder ist ebenso wenig abzulehnen wie die reine Beschränkung auf einen SPM-Ausdruck.

3.5
Zusammenfassung für Betroffene und Nichtärzte

Die Auswertung von PET- und SPECT-Untersuchungen sollte heutzutage nicht nur anhand des optischen Eindrucks der Bilder, sondern zusätzlich quantitativ erfolgen. Hier bietet sich die Möglichkeit, in verschiedene Gehirnausdrucke sog. interessierende Regionen, Regions-of-Interest (ROIs), einzuzeichnen. Dadurch erhält man Informationen über die Aufnahme der gespritzten radioaktiven Substanz und so der Durchblutung oder des Energiestoffwechsels für diese eingezeichnete Region.

Neue Hirnquantifizierungsprogramme – wie z. B. das statistische parametrische Mapping (SPM) – können das Gehirn in eine standardisierte Größe normieren, so dass verschiedene Gehirne in einem einheitlichen Koordinatensystem miteinander verglichen werden können. Dieser Vergleich funktioniert Bildpunkt für Bildpunkt vollautomatisch, und das Legen von interessierenden Regionen, das aufwendig von Hand erfolgen muss, entfällt.

Sowohl bei der ROI-Technik als auch beim SPM benötigt man Daten eines verlässlichen Normkollektivs, um die Bilddaten eines Patienten oder einer Patientengruppe – je nachdem, was man untersuchen möchte – mit diesem statistisch zu vergleichen und auszuwerten.

4 Aktueller Stand der Forschung (Literatur)

4.1 Milde traumatische Hirnverletzung

Das HWS-Schleudertrauma und die milde traumatische Hirnschädigung können oft fließende Übergänge ineinander haben. Aus diesem Grund wird hier auch die milde traumatische Hirnschädigung näher behandelt. Die Literatur und die Fälle dazu sind bei den Betrachtungen zum HWS-Schleudertrauma hilfreich.

4.1.1 Allgemeines

Eine Literaturrecherche über die Datenbank "Medline" mit dem Suchbegriff "traumatic brain injury" (traumatischer Gehirnunfall) ergab 11.182 Treffer für die Jahre 1985 bis Mai 2000. Zum Begriff "mild head injury" (milder Kopfunfall) erschienen in dieser Zeitspanne 1147 Arbeiten. Dagegen gibt es nur 95 Artikel zum Thema "traumatic brain injury" in Kombination mit SPECT bzw. 153 Artikel in Kombination mit PET. Bei der milden traumatischen Hirnschädigung besteht Einigkeit darüber, dass die SPECT wie auch die PET im Gegensatz zu den morphologisch orientierten Verfahren – wie CT oder MRT – die Möglichkeit eröffnen, funktionell veränderte zerebrale Zonen bildlich darzustellen. Oft sind diese funktionellen Läsionen größer und häufiger als die im CT gefundenen.

4.1.2
Spezielle Studien

Studie von Jacobs et al.

Der Frage, ob die oben beschriebene Überlegenheit der funktionellen gegenüber der morphologischen Bildgebung auch relevant sei, gingen Jacobs et al. (1994) nach. Diese Gruppe fand, dass die Perfusions-SPECT einen hohen negativen Vorhersagewert für den klinischen Outcome hat. Es zeigte sich, dass bei einem initial negativen SPECT-Befund 97% der Patienten 3 Monate nach einer milden bis moderaten Hirnschädigung keine klinischen Symptome mehr hatten, während 95% mit klinischen Symptomen 3 Monate nach dem Unfall einen positiven initialen SPECT-Scan aufwiesen.

Diese Ergebnisse sind sehr wichtig im Hinblick auf eine Rehabilitation und für die Beurteilung der Arbeitsfähigkeit des Patienten.

Studie von Ichise et al.

In der Arbeit von Ichise et al. (1994) wurden bei Patienten mit chronischen Beschwerden nach Schädel-Hirn-Trauma die Perfusions-SPECT-Befunde mit denen einer neuropsychologischen Untersuchung verglichen. Dabei korrelierte das Vorhandensein eines pathologischen SPECT-Befundes mit einer Reihe von neuropsychologischen Tests. Im Speziellen wurde herausgefunden, dass durch die Bestimmung des Verhältnisses der Aktivität von anteriorer zu posteriorer Gehirndurchblutung der Grad der morphologischen Defizite vorhergesagt werden kann. Im Gegensatz dazu korrelierte die Ventrikel-zu-Kortex-Ratio nur schwach mit den neuropsychologischen Tests.

Weitere Studien

Im Gegensatz zu der Arbeit von Ichise et al. zeigte eine Studie von Goldenberg et al. (1992) eine weitaus schlechtere Korrelation von SPECT mit der Neuropsychologie. Außerdem muss darauf hingewiesen werden, dass eine normale SPECT- oder PET-Untersuchung eine leichte traumatische Hirnschädigung nicht ausschließt, da mit diesen Methoden eine diffuse axonale Schädigung nicht dargestellt werden kann.

Kasuistiken

Die Zahl der Einzelfälle und Einzelschicksale ist unermesslich und könnte alleine ein mehrbändiges Buchwerk bestreiten. Exemplarisch seien hier zwei Fälle dargestellt.

Fahrradunfall. Ein 35-jähriger Mann erlitt einen Fahrradunfall, bei dem er mit seiner rechten Kopfseite auf die Straße aufgeschlagen war. Am Unfalltag klagte er über Nackenschmerzen, starke rechtsbetonte Kopfschmerzen, Schwindel, Benommenheit sowie Flimmer- und Verschwommensehen.

Bei der neuropsychologischen Untersuchung fand man eine deutliche Verminderung der Aufmerksamkeit und der Konzentration (Brickenkamps "d2"-Test, Hamburg-Wechsler-Intelligenztest für Erwachsene und Stroop-Test). Zusätzlich waren das verbale und visuell-räumliche Gedächtnis vermindert (Hamburg-Wechsler-Intelligenztest für Erwachsene, Corsi "block tapping test", Rey "auditory verbal learning test" und Rey "visual design learning test").

CT und MRT zeigten keine pathologischen Auffälligkeiten des Gehirns. Das Elektroenzephalogramm (EEG) zeigte jedoch rechtsseitige allgemeine Veränderungen temporoparietal. Eine FDG-PET-Untersuchung enthüllte statistisch signifikante Verminderungen der Glukoseaufnahme rechts frontal, parietal und okzipital. Diese Veränderungen konnten sowohl qualitativ durch zwei beobachterunabhängige Untersucher als auch durch eine relative Quantifizierung mit Hilfe der ROI-Technik festgestellt werden. Der Befund wurde zusätzlich durch das beobachterunabhängige SPM-Verfahren (SPM96) bestätigt (Abb. 25).

Ein Jahr nach dem Unfall musste der Patient wegen andauernder Konzentrationsschwächen, Gedächtnisausfällen und Aufmerksamkeitsdefiziten seinen Beruf aufgeben. Er war ebenfalls gezwungen, sein Magisterexamen abzubrechen, das er berufsbegleitend aufgenommen hatte. Die Kopfschmerzen, die Augensymptome und die Schwindelattacken blieben weiterhin.

60   Kapitel 4   Aktueller Stand der Forschung

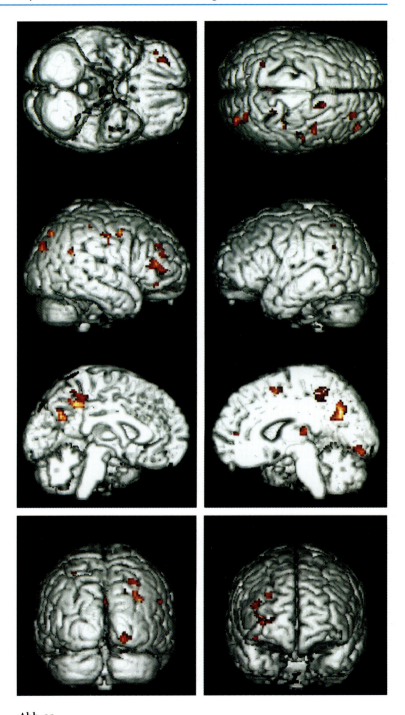

Abb. 25

Der Patient verlor seinen Prozess gegen den unfallverursachenden Pkw-Fahrer. Gründe waren die Normalbefunde durch das CT und das MRT. Bis heute erhält der arbeitsunfähige Patient keine Rente und lebt allein von der Unterstützung seiner Eltern. Die aktuellen neuropsychologischen Tests sind weiterhin pathologisch hinsichtlich der oben beschrieben Funktionen von Aufmerksamkeit, Konzentration und Gedächtnis.

Fahrradunfälle können unterschiedliche Formen haben; die ernsten Fälle beruhen häufig auf einer Unfallbeteiligung des Kopfes (Thompson et al. 1989). Der geschilderte Fall dokumentiert den fehlenden Stellenwert der PET in der gutachterlichen Praxis. Patienten ohne pathologische Auffälligkeiten in der CT und MRT, jedoch mit andauernden zerebralen Dysfunktionen werden nicht selten als Simulanten abgetan, obwohl, wie auch in diesem Fall, die funktionelle Bildgebung eindeutige Nachweise für eine Hirnveränderung liefert. Daher muss stark bezweifelt werden, dass Normalbefunde in der morphologischen Bildgebung (wie CT oder MRT) die alleinige Grundlage in Prozessen von Unfallopfern sein dürfen.

Autounfall. Eine 47-jährige Frau, die bei einem Autounfall eine milde traumatische Hirnschädigung erlitten hatte, zeigte nach dem Unfall eine Wesensveränderung und Depression. Sie klagte über Gemütsschwankungen, Konzentrations- und Gedächtnisstörungen, Schlafstörungen, okzipital betonte Kopfschmerzen, Schwindel und zeitweise auftretende Sehstörungen in Form von Flimmersehen und Gesichtsfeldeinschränkungen. Sie entwickelte eine Tendenz zur vor dem Autounfall nicht bekannten Aggressivität und leichten Erschöpfbarkeit. Bei der klinischen Untersuchung fiel besonders eine Geruchsverminderung rechts für aromatische Testsubstanzen auf.

◀ **Abb. 25.** Fahrradunfall. Die roten Volumenbildpunkte sind auf ein normales dreidimensionales MRT-Bild überlagert und beschreiben statistisch signifikante Areale verminderten Traubenzuckerstoffwechsels im Gehirn eines Patienten nach Fahrradunfall und Kopfanprall, verglichen mit 10 gesunden Probanden (Signifikanzniveau: $p<0{,}01$). (Nach Otte et al. 1998 b; mit freundlicher Genehmigung des WB Saunders Verlages)

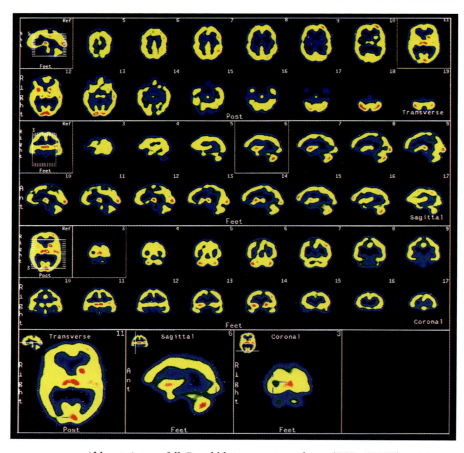

Abb. 26. Autounfall. Durchblutungsuntersuchung (ECD-SPECT) 20 Monate nach Autounfall mit Darstellung der verschiedenen Ebenen des Gehirns (transversal, koronar und sagittal). Es präsentiert sich eine verminderte Durchblutung parietookzipital rechts und angedeutet frontobasal rechts im Sinne eines "Coup-contre-coup"-(Herd-Gegenherd-)Mechanismus. Die rechte Bildseite entspricht der linken Gehirnseite. (Nach Otte u. Brändli 1998; mit freundlicher Genehmigung des WB Saunders Verlages)

20 Monate nach dem Unfall wurde eine Hirn-SPECT-Untersuchung (700 MBq ^{99m}Tc-ECD) durchgeführt. Diese zeigte eine Minderdurchblutung rechts parietookzipital und angedeutet auch rechts frontobasal (Abb. 26). Bei einer Nachuntersuchung 44 Monate nach dem Unfall berichtete die Patientin über eine Besserung der Schmerzen in Hals, Nacken und Rücken und über ein Verschwinden der zeitweisen Sehstörungen und der okzipital betonten Kopfschmerzen. Die Gedächtnis- und Konzentrationstests lagen wieder im

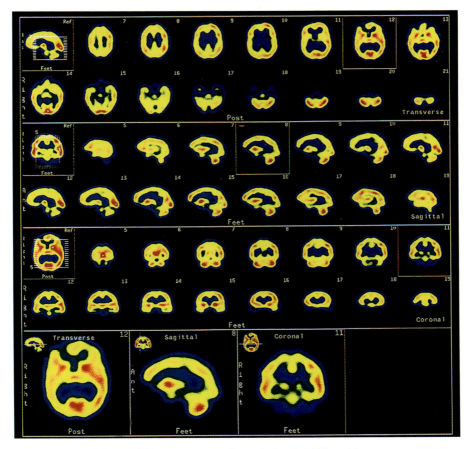

Abb. 27. Autounfall. Durchblutungsuntersuchung (ECD-SPECT) 44 Monate nach Autounfall mit Darstellung der verschiedenen Ebenen des Gehirns (transversal, koronar und sagittal). Die Durchblutung parietookzipital rechts hat sich normalisiert, diejenige rechts frontobasal hingegen deutlich verschlechtert. Die rechte Bildseite entspricht der linken Gehirnseite.(Nach Otte u. Brändli 1998; mit freundlicher Genehmigung des WB Saunders Verlages)

Normbereich. Im Gegensatz dazu hatte sich die Tendenz zur Aggressivität nicht verändert, und die Hyposmie auf der rechten Seite wandelte sich in eine Anosmie. Die wiederholte Perfusions-SPECT-Untersuchung zeigte eine normale Durchblutung rechts parietookzipital, jedoch eine deutliche Akzentuierung der frontobasalen Hypoperfusion rechts (Abb. 27).

In dem vorliegenden Fall stimmt die verminderte Hirndurchblutung völlig mit der klinischen Symptomatik der Patientin überein: Die parietookzipitale Veränderung äußert sich in den kognitiven Minderleistungen sowie den Sehstörungen. Die frontobasalen Läsionen spiegeln sich in der Persönlichkeitsveränderung (Aggressivität) und den Geruchsstörungen wieder.

4.2 HWS-Schleudertrauma

4.2.1 Allgemeines

Im Vergleich zur milden traumatischen Hirnschädigung gibt es für den Suchbegriff "whiplash injury" (Schleudertrauma-Unfall) und "PET" oder "SPECT" nach einer Medline-Recherche über die letzten 15 Jahre (1985 bis Mai 2000) nur zwei Arbeitsgruppen, die sich damit bewusst auseinander gesetzt haben: zum einen diejenige des Buchautors und zum anderen eine Züricher Gruppe (Bicik et al.). Möglicherweise liegen mehr Informationen zur funktionellen Bildgebung beim Schleudertrauma vor, wenn man berücksichtigt, dass die Begriffe "milde traumatische Hirnschädigung" und "HWS-Schleudertrauma" oft nicht voneinander klar abgegrenzt wurden bzw. abgrenzbar waren.

4.2.2 Aktuelle PET-/SPECT-Studien

Studien von Otte et al.

Otte et al. beschäftigen sich seit über 5 Jahren systematisch mit der Fragestellung, ob auch bei Patienten mit zervikozephalgischen und zerebralen Symptomen nach HWS-Schleudertrauma durch Beschleunigungsmechanismus in der SPECT zerebrale Zonen veränderter Traceraufnahme bei nicht vorhandenem CT- oder MRT-Korrelat nachweisbar sind. Dabei wurden verschiedene Perfusionstracer verwendet (HMPAO, ECD). Es wurden bislang über 400 Patienten mit HWS-Schleudertrauma untersucht. Bei vielen dieser Patienten konnte eine – verglichen mit einer gesunden Kontrollgruppe – relative Verminderung der Traceraufnahme im parietookzipitalen Bereich des Gehirns, meistens beidseits, nachgewiesen

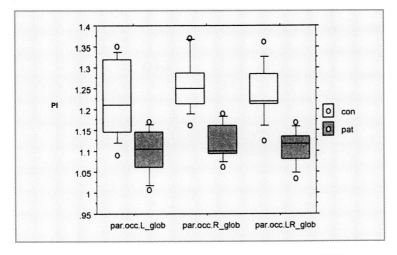

Abb. 28. Perfusionsindizes, ermittelt durch Pefusions-SPECT (^{99m}Tc-ECD) und Region-of-Interest-Technik in der parietookzipitalen Region, bezogen auf die globale Perfusion in Höhe der Basalganglien. Verglichen wurden 10 Patienten mit chronischen Beschwerden nach HWS-Schleudertrauma mit 11 Kontrollen. *par. occ. L_glob* ist der Perfusionsindex für parietookzipital bezogen auf global für die linke Seite, *par. occ. R_glob* für die rechte Seite und par. occ. LR_glob für das Mittel aus beide Seiten; *con* Kontrollgruppe, *pat* Patientengruppe. Die Untersuchung ergab statistisch signifikante Unterschiede zwischen der Patienten- und der Kontrollgruppe. (Nach Otte et al. 1996 b; mit freundlicher Genehmigung des Springer-Verlages)

werden (Abb. 28). Dieser Befund wurde im Ruhezustand des Gehirns ermittelt, d.h. ohne eine Aktivierung bestimmter Hirnsysteme wie z. B. beim funktionellen MRT.

Dabei konnte der Nachweis des parietookzipitalen Befundes an verschiedenen SPECT-Kamerasystemen (Doppelkopf-, Dreikopfkamera), mit verschiedenen Filtersystemen und auch mit verschiedenen Perfusionstracern (HMPAO, ECD) bestätigt werden. Die mittels der SPECT nachgewiesene parietookzipitale Durchblutungsverminderung konnte sowohl visuell als auch semiquantitativ, aber auch mit Hilfe des beobachterunabhängigen SPM-Verfahrens nachgewiesen werden (Otte et al. 1995–2000).

Bei einem Teil der Patienten fanden sich zusätzlich umschriebene frontal und/oder temporal lokalisierte Zonen mit verminderter Traceraufnahme. Diese Veränderungen waren jedoch nicht gruppenspezifisch signifikant. Das bedeutet, dass die Gruppe der Schleudertraumapatienten gegenüber einer Normalgruppe nicht das gemeinsame Merkmal einer Perfusionsverminderung in einer frontalen oder temporalen Region hatte, jedoch ein einzelner Patient im Vergleich zu der Normalgruppe durchaus statistisch signifikante Perfusionsverminderungen in diesen nicht parietookzipitalen Regionen aufweisen konnte.

In Abb. 29–31 sind einige Fallbeispiele zur funktionellen Bildgebung beim HWS-Schleudertrauma mit ausführlichen Erläuterungen dargestellt.

In einer Studie aus dem Jahr 1997 wurden unter Verwendung von Perfusions-SPECT (Tracer: ^{99m}Tc-ECD) und Glukosemetabolismus-PET (Tracer: ^{18}F-FDG) HWS-

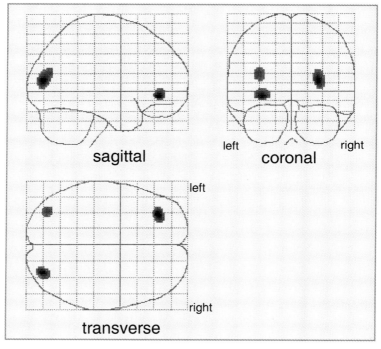

Abb. 29. HWS-Schleudertrauma, Beispiel 1. Statistische parametrische Map-Projektionen, die Hirnareale mit signifikant verminderter relativer Perfusion (Signifikanzniveau: p<0,01) bei 15 Patienten nach HWS-Schleudertrauma im Vergleich zu 15 gesunden Kontrollen zeigen. Von diesen 15 HWS-Schleudertrauma-Patienten konnten sich alle daran erinnern, dass sie beim Aufprall nach rechts gesehen hatten; 10 Patienten berichteten, dass sie sich dabei ihren Kopf am Lenkrad angeschlagen hatten. Signifikante Unterschiede sind auf sagittale, koronare und transversale Talairach-Koordinaten projiziert (^{99m}Tc-ECD-SPECT). (Nach Otte et al. 1998 a; mit freundlicher Genehmigung des Springer-Verlages)

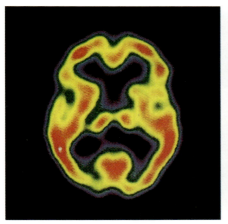 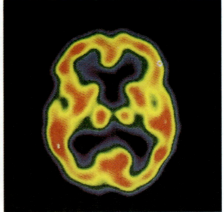

Abb. 30. HWS-Schleudertrauma, Beispiel 2. Repräsentative transversale Schnitte eines Hirnperfusions-SPECT (740 MBq ^{99m}Tc-ECD) bei einer 42-jährigen Patientin 8 Monate nach einem Heckauffahrunfall. Die Patientin hatte ein HWS-Schleudertrauma mit einer instabilen HWS und musste sich einer HWS-Operation nach Cloward-Robinson unterziehen. CT und MRT des Gehirns waren unauffällig; es gab keine Anhaltspunkte für eine Migräne. Interessanterweise fand die Patientin heraus, dass ihre Schmerzen und Sehstörungen (Flimmersehen) nach Nackenmuskeleigenmassage für mehrere Stunden verschwanden. Links das Hirndurchblutungsmuster vor Massage (mit im Vergleich zu einem Normkollektiv statistisch signifikant verminderter Hirndurchblutung rechts parietookzipital), rechts nach Massage (mit einem normalen Durchblutungsmuster). Die rechte Bildseite entspricht der linken Gehirnseite. (Nach Otte et al. 1997 c; mit freundlicher Genehmigung des WB Saunders Verlages)

Schleudertrauma-Patienten zusammen mit einer Gruppe von normalen Kontrollen doppelt untersucht. Es wurden standardisierte elliptische Regions-of-Interest in mehreren an Talairach normierten transversalen Schichten in verschiedenen Hirnregionen bestimmt und auf die Perfusion bzw. Glukoseutilisation in Höhe der Basalganglien normiert. Bei der Gruppe der HWS-Schleudertrauma-Patienten bestätigte sich dabei auch in der PET die Pathologie im parietookzipitalen Gebiet, wobei im Einzelfall auch andere umschriebene Regionen signifikant verminderter Perfusion auftraten, wie frontal, parietal, temporal oder im Hirnstamm, allerdings gab es in diesen anderen Regionen keine statistisch signifikanten Gruppenunterschiede (Abb. 32; Tabelle 6).

Arbeitshypothese: Es wurde bislang von der Arbeitsgruppe angenommen, dass der beschriebene Hypometa-

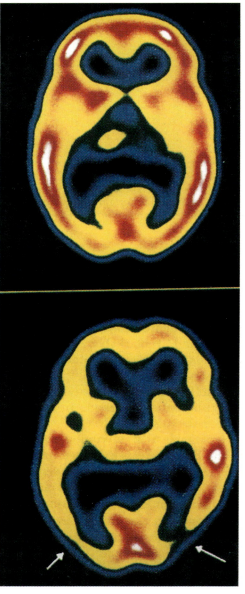

Abb. 31. HWS-Schleudertrauma, weitere Bildbeispiele. *Oben:* Gesunde Kontrollperson; *unten:* HWS-Schleudertrauma-Patient mit persistierenden Symptomen 2 Jahre nach Unfall. Repräsentativer transversaler Schnitt in Höhe der Basalganglien; Perfusions-SPECT. Es zeigt sich eine Perfusionsverminderung beidseits parietookzipital (rechts mehr als links; die rechte Bildseite entspricht der rechten Gehirnseite). (Nach Otte et al. 1997 a; mit freundlicher Genehmigung des WB Saunders Verlages). Ein weiteres Beispiel mittels ^{18}F-FDG-PET findet sich in Abb. 17

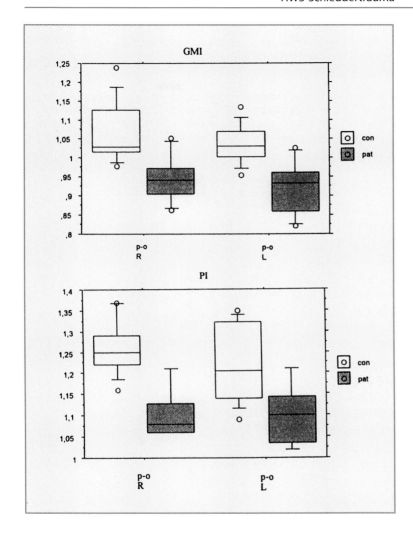

Abb. 32. *Oben:* Glukosemetabolische Indizes (GMI) ermittelt durch PET (^{18}F-FDG) und Region-of-Interest-Technik in der parietookzipitalen Region, bezogen auf den globalen Traubenzuckerstoffwechsel in Höhe der Basalganglien. *Unten:* Perfusionsindizes (PI) ermittelt durch Pefusions-SPECT (^{99m}Tc-ECD) und Region-of-Interest-Technik in der parietookzipitalen Region, bezogen auf die globale Perfusion in Höhe der Basalganglien. Verglichen wurden jeweils 6 Patienten mit chronischen Beschwerden nach HWS-Schleudertrauma mit 12 Kontrollen (zu den Patientendaten s. Tabelle 6). Beide Untersuchungen – SPECT wie PET – ergaben statistisch signifikante Unterschiede zwischen der Patienten- und der Kontrollgruppe. *p-o L* parietookzipital links, *p-o R* parietookzipital rechts, *con* Kontrollgruppe, *pat* Patientengruppe. (Daten aufbereitet nach Otte et al. 1997 b)

Tabelle 6. Klinische und neuropsychologische Befunde sowie Durchblutungs- und Traubenzuckerstoffwechsel-Abweichungen in der Studie von Otte et al. (1997 b). ++ bedeutet eine Verminderung des Stoffwechsels um mehr als 2 Standardabweichungen im Vergleich zur Gruppe der Normalen, + mehr als 1 Standardabweichung

Patient	POB-SPECT	POB-PET	Non-PO-SPECT	Non-PO-PET	Klinische Befunde	Neuropsychologische Defizite	Zeit vom Unfall zur SPECT (Monate)	Zeit vom SPECT zur PET (Tage)
1	++	++	—	—	Augensymptome, Kopfweh, Nackenschmerzen	Gedächtnis, Konzentration	63	175
2	++	+	—	hfR++	Augensymptome, Kopfweh, Nackenschmerzen	Verbales Gedächtnis, Lernvorgänge	3	41
3	+	++	—	—	Augensymptome, Kopfweh, Nackenschmerzen	Gedächtnis, Konzentration	11	18
4	++	+	—	parL+, temL+	Augensymptome, Kopfweh, Nackenschmerzen, Schulter- und Rückenschmerzen	Aufmerksamkeit, Gedächtnis, Konzentration	27	33
5	+	+	temB+	temB+, cblB++, brst++	Nackenschmerzen, Schulterschmerzen	Kognitive Störungen, Reaktion, Aufmerksamkeit, Gedächtnis, Konzentration	9	22
6	—	—	ofB+, temB+, parB+	ofB++, hfB+, parL++, brst+	Kopfweh, tiefe Rückenschmerzen, Depression	Gedächtnis, Konzentration	6	11

B beide Seiten, *R* rechte Seite, *L* linke Seite; *PO* parietookzipital, *non-PO* Regionen, die nicht parietookzipital lokalisiert sind: *hf* hochfrontal, *par* parietal, *tem* temporal, *cbl* Cerebellum (im Kleinhirn), *brst* Brainstem (im Hirnstamm), *of* orbitofrontal (tieffrontal).

bolismus durch Aktivierung nozizeptiver Afferenzen aus der oberen HWS verursacht werden kann; ein Beweis liegt jedoch derzeit noch nicht vor. Die Hypothese beruht auf einer Arbeit von Moskowitz et al. (1991). Seit dieser ist bekannt, dass die Reizung nozizeptiver Afferenzen der Projektionen des N. trigeminus zu verschiedenen Effekten auf lokale vasoaktive Peptide und das kranielle Gefäßsystem führt. Dass dabei das hintere Gefäßgebiet, insbesondere das Gebiet der "letzten Wiese" zwischen A. cerebri media und A. cerebri posterior (das ist vornehmlich die parietookzipitale Region) hauptsächlich betroffen ist, lässt sich dadurch erklären, dass dieses Gebiet als vulnerabelste Region des Gehirns gilt (Graham et al. 1984; Otte 2000 c).

Studie von Bicik et al.

In einer Studie mit FDG-PET, HMPAO-SPECT und MRT untersuchten Bicik et al. (1998) in Zürich 13 Patienten mit "typischem HWS-Schleudertrauma-Syndrom". Sie verglichen die PET- und SPECT-Daten, jedoch nicht die MRT-Daten mit 16 Kontrollen. Unter den Kontrollen waren 4 gesunde Studenten und 12 Melanompatienten.

Sie fanden mittels SPM, Version 95, einen signifikant verminderten Metabolismus frontopolar, temporolateral sowie im Putamen. Die frontopolaren Veränderungen korrelierten signifikant mit einer Depressionsskala (Beck Depression Inventory). Parietookzipital zeigte sich zwar eine verminderte Perfusion bzw. Glukoseutilisation, jedoch korrelierte dieser Hypometabolismus mit einer kortikalen Ausdünnung im MRT. Die Gruppe schlussfolgerte, dass die FDG-PET oder HMPAO-SPECT als diagnostische Routineuntersuchung bei HWS-Schleudertrauma-Patienten nicht empfehlenswert sei.

Diese Studie wurde in einer der späteren Ausgaben von Neurology kommentiert und von einem der Autoren (A. Buck) stellvertretend für die Arbeitsgruppe beantwortet (Buck 1999; Otte 1999). Hierbei wurde darauf hingewiesen, dass die Kontrollgruppe hauptsächlich aus Melanompatienten bestand, einer Gruppe von Patienten also, die hochwahrscheinlich alleine durch das Wissen um ihre Krebserkrankung neuropsychologische Veränderungen aufweist.

Eine neuropsychologische Untersuchung wurde bei dieser sog. Kontrollgruppe nicht vorgenommen. In einer Studie von Tashiro et al. (2000) konnten jedoch eindrucksvoll mittels SPM und FDG-PET statistisch signifikante Hirnveränderungen (vornehmlich in den frontalen und parietalen Regionen) bei onkologischen Patienten nachgewiesen werden.

Weiterhin wurde in der Studie von Bicik et al. für die Kontrollgruppe keine MRT-Untersuchung durchgeführt. Gerade dies ist aber der Hauptschwachpunkt der vom Ansatz her nicht unaufwendigen Studie: Es wäre nämlich von Interesse gewesen, die kortikale Dicke im Vergleich zur Hirndurchblutung auch bei den Kontrollen anzusehen. Dies hätte herauszufinden geholfen, ob die kortikale Dicke in der parietookzipitalen Region, die bei der Patientengruppe mit der HMPAO-Aufnahme korreliert war, bei den Patienten und den Kontrollen gleich ist oder eben nicht. Aus diesem Grund bleibt die Schlüsselfrage, ob die parietookzipitale Region bei Schleudertraumapatienten funktionell oder morphologisch verdünnt ist, in dieser Studie unbeantwortet.

Seitens der Autoren der Züricher Arbeitsgruppe wurde diesem Kommentar zur offenen Frage der kortikalen Dicke in der parietookzipitalen Region zugestimmt; ebenfalls wurde die nach unserer Ansicht etwas überzogene Schlussfolgerung, die funktionelle Bildgebung sei beim HWS-Schleudertrauma nicht empfehlenswert, auch angesichts der geringen Zahl der in Zürich untersuchten Patienten etwas relativiert: Die Autoren schrieben in ihrer Antwort auf den Kommentar, dass größere Studien angezeigt seien, die den Nutzen der SPECT oder PET beim Schleudertrauma prüfen sollten.

Leider werden die Kommentare und Antworten der Autoren auf solche Kommentare selten in der Fachwelt bei der Beurteilung mit herangezogen; umso wichtiger scheint es uns, im Rahmen dieses Buches darauf hinzuweisen.

Zudem werden beispielsweise für die Zulassung einer einzigen Indikation eines neuen Medikaments von den Behörden groß angelegte Multizenterstudien mit hohen Patientenzahlen im Tausenderbereich gefordert. Gemessen daran sollte der kleinen Fallzahl von nur 13 Patienten in der Studie von Bicik et al. nicht in dem Maße das Ohr geschenkt werden, wie es der größeren Zahl von über 400 Patienten der

Studien von Otte et al. nicht verliehen wird. Man könnte sonst leicht den Schluss ziehen, dass ein versicherungstechnisch günstiges Studienergebnis favorisiert würde, was ebenso wenig wissenschaftlich ist, wie das ungünstigere Ergebnis zu nihilieren.

Studie von Radanov et al.

Die Studie von Radanov et al. (1999) besteht aus der gleichen Arbeitsgruppe wie diejenige von Bicik – nur in anderer Reihenfolge –, ebenfalls ist das Jahr der Studie gleich. Der Unterschied zur Publikation von Bicik et al. besteht darin, dass jetzt noch die Neuropsychologie im Kontext mit den funktionellen bildgebenden Verfahren wie PET und SPECT untersucht wird.

Hierbei fand die Gruppe, dass die HWS-Schleudertrauma-Patienten zwar sehr schlecht in neuropsychologischen Tests zur kognitiven Leistung abschnitten, jedoch keine signifikante Korrelation zwischen der regionalen Hirnperfusion oder dem Glukosemetabolismus in jeglicher Hirnregion und den Punktwerten in den Tests zur geteilten Aufmerksamkeit oder dem Arbeitsgedächtnis bestand. Zusätzlich war die verminderte geteilte Aufmerksamkeit signifikant mit der Schmerzintensität zur Zeit der neuropsychologischen Tests korreliert. Die Autoren schlussfolgern, dass es beim Schleudertraumasyndrom keine Hinweise auf einen signifikanten Zusammenhang zwischen diagnostizierbaren morphologischen oder funktionellen Hirn"schäden" und der kognitiven Leistungsfähigkeit gebe und die Ergebnisse auf ein "Triggern" von emotionalen und kognitiven Symptomen als Folge einer initialen Verletzung der zervikalen Wirbelsäule hinwiesen.

Das Ergebnis dieser Studie steht im Widerspruch zur 1994 erschienenen Arbeit von Ichise et al. – um nur eine zu nennen –, wie wir weiter oben gesehen haben.

Kommentare

Alexander. In dem vielfach und gerne auch bei Gerichtsprozessen von der Gegnerseite zitierten Editorial von Alexander (1998) erfolgt ein kurzer Abriss zum HWS-

Schleudertrauma. Darin werden u.a. die folgenden Kernfragen behandelt:
1. Kann ein reines Schleudertrauma eine Hirnschädigung verursachen?
2. Können empfindliche Messungen der Gehirnfunktion Störungen aufgrund einer traumatischen Hirnschädigung nach Schleudertrauma oder einer milden Kontusion enthüllen?
3. Kann man aus vorhandenen SPECT-Veränderungen, selbst wenn sie mit neuropsychologischen Defiziten korrelieren, schließen, ob eine Gehirnschädigung die direkte Ursache hierfür ist?

Während er die ersten beiden Fragen bejaht, beruft Alexander sich bei der Beantwortung der letzten Frage auf die Studie von Bicik et al. und argumentiert, dass die darin beobachteten PET- und SPECT-Veränderungen bei Schleudertraumapatienten die gleichen waren, wie sie bei der primären Depression gefunden werden. Somit könne man bei den HWS-Schleudertrauma-Patienten mit SPECT oder PET nicht die Ursache der chronischen Beschwerden verifizieren.

Man sollte nach Alexander auch nicht die SPECT oder PET als endgültigen Test zur Bestätigung oder zum Ausschluss einer "Hirnschädigung" verwenden – dies sowohl in der Klinik als auch vor Gericht oder auch gar nur als klinisches Hilfsmittel im Management des HWS-Schleudertraumas. Nach Alexander sind weitere sorgfältige Studien zu diesem Thema angezeigt.

Diese Schlussfolgerungen beruhen jedoch – wie bereits erwähnt – exklusiv auf dem Artikel der Arbeitsgruppe von Frau Bicik und sind nach dem bereits dazu von uns oben Gesagten kritisch zu überdenken.

Poeck. In einer im Oktober 1999 im Deutschen Ärzteblatt erschienenen Übersicht behandelt Poeck die Frage: "Kognitive Störungen nach traumatischer Distorsion der Halswirbelsäule?" Unter Heranziehung u. a. der Studien von Bicik et al. sowie des kürzlich von Alexander dazu in der Zeitschrift Neurology verfassten Editorials behauptet er, dass SPECT und PET für die von ihm gestellte Frage nur Gruppendaten lieferten, jedoch keine verlässliche Diagnose umschriebener Durchblutungs- und Stoffwechselstörungen bei einzelnen Patienten erlaubten. Die PET-Daten würden nicht mit den Ergebnissen der Untersuchung auf geteilte Aufmerksamkeit und Merkfähigkeit korrelieren.

Er schließt, dass die neuen Methoden nicht zur Routineuntersuchung von Personen empfohlen werden könnten, die über kognitive Störungen im Spätstadium nach HWS-Distorsion klagen. Die kognitiven Störungen, über die nach HWS-Schleudertrauma geklagt werden, können nach Poeck nicht auf den Schädigungsmechanismus des Traumas bezogen werden.

Dieser Übersichtsartikel hat in der Fachwelt zu einiger Kritik geführt. In einer späteren Ausgabe des Deutschen Ärzteblatts vom 25. Februar 2000 wurde er von verschiedener Seite diskutiert. Nach unserer Ansicht bietet der Artikel von Poeck wenig Hilfe für den Patienten oder den betreuenden Arzt, da darin – und hier schließe ich mich dem Diskussionsbeitrag von Hörr an – jegliche Hypothese, die bei einem HWS-Schleudertrauma zu einer eventuellen Hirnbeeinträchtigung führen kann, verneint.

4.2.3
Exkurs über Hirnregionen

In Abb. 19 des Kapitels zur ROI-Technik (s. 3.3.1) sind die in der Nuklearmedizin wichtigsten Regionen in repräsentative transversale Hirnschnitte projiziert worden. Es sind dies folgende Regionen:
— Frontale Region: Hier wird zwischen hochfrontal und tieffrontal entsprechend der Tiefe im Gehirn (weiter oben in Richtung Haaransatz bzw. weiter unten Richtung Augenhöhle) unterschieden.
— Parietale Region.
— Parietookzipitale Region.
— Basalganglienregion: z.B. Nucleus-caudatus-Kopf und Putamen.
— Thalamusregion.
— Temporalregion: Hier unterscheidet man gelegentlich zwischen dem mehr mittig gelegenen temporomesialen und dem mehr seitlich gelegenen temporolateralen Anteil des Temporallappens.

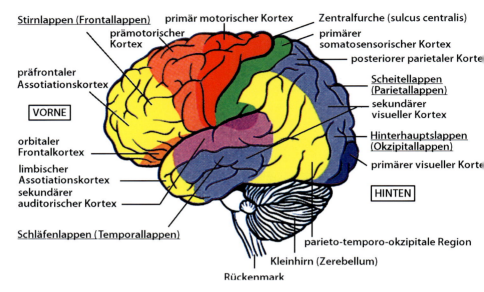

Abb. 33. Lage der verschiedenen Hirnregionen, schematisch eingezeichnet in ein dreidimensionales Gehirn

- Hirnstammregion: Hier entstehen bei den älteren SPECT-Scannern Auflösungsprobleme; die neuen Dreikopfkameras können diese Region jedoch beinahe ebenso gut wie die PET erfassen.
- Kleinhirnregion.

Bei verschiedenen Fragestellungen lassen sich natürlich auch noch andere speziellere Lokalisationen untersuchen und mittels SPECT oder PET auflösen, so z. B. das vordere und hintere Zingulum, die supplementär motorische Area, der Motorkortex, der Prämotorkortex oder verschiedene Anteile des Okzipitallappens. In Abbildung 33 sind die wichtigsten Regionen schematisch in einem dreidimensionalen Gehirn eingezeichnet.

Welche Funktionen diese einzelnen Hirnabschnitte übernehmen, ist sicherlich eingehend in Spezialbüchern abgehandelt, trotzdem sollen an dieser Stelle ein paar grundlegende Informationen über die wichtigsten Regionen rekapituliert werden.

Frontale Region

Störungen im Frontallappen äußern sich in der feinmotorischen Aktivität, in deutlichen Persönlichkeitsveränderungen, die durch emotionale Instabilität und Unvorhersagbarkeit (z.B. die sog. "Witzelsucht") gekennzeichnet sind, in Antriebsmangel oder in einem Mangel an Flexibilität der Denkweise und Planung.

Parietale Region

Läsionen im Parietallappen zeigen sich in einem Mangel an Sprachverständnis, Schwierigkeiten beim Lesen und Schreiben, Problemen bei der Fähigkeit, Rechnungen durchzuführen, Rechts-links-Verwechslungen oder dem sog. Neglekt-Syndrom, bei dem die Patienten beispielsweise die rechte Körperseite nicht anziehen und vernachlässigen bzw. ihre Arme nicht als die eigenen erkennen. Zudem können sich Probleme bei der Fähigkeit, einen Sprech- oder Gesichtsausdruck zu verstehen, ergeben. Auch gibt es Patienten mit Läsionen in einem bestimmten Bereich des Parietallappens, die trotz ihrer Fähigkeit, visuell präsentierte Gegenstände normal zu erkennen, nicht nach diesen gesehenen Gegenständen greifen können, – ein Phänomen, das als "optische Ataxie" bezeichnet wird.

Temporale Region

Störungen im Temporallappen äußern sich in Defiziten bei der bewussten Wahrnehmung und Interpretation von Geräuschen, Tönen und Klängen. Manche Patienten können z. B. ein Telefon klingeln "hören", jedoch die Bedeutung des Geräusches nicht benennen; andere Patienten können im Gegensatz dazu nonverbale Geräusche erkennen, sind aber nicht in der Lage, etwas Gesprochenes zu verstehen.

Der Temporallappen beinhaltet auch die Sprache bzw. Spracherkennung, das Gedächtnis sowie die "Was"-Komponente des visuellen Systems; diese ist im Gegensatz zur "Wo"-Komponente im oberen Anteil des Parietallappens für die Identifizierung von Gegenständen verantwortlich.

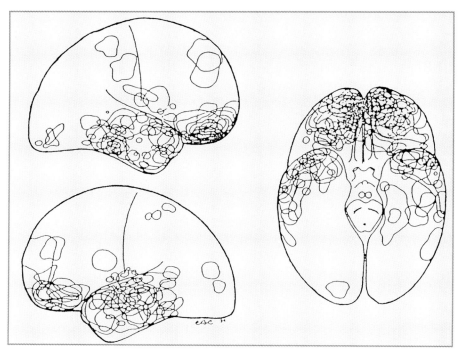

Abb. 34. Pathologisch-anatomische Häufung der Lokalisationen von Hirnkontusionen nach Schädel-Hirn-Trauma (nach Courville 1937). Man erkennt eine Bevorzugung der frontalen und temporalen Regionen. Die beim HWS-Schleudertrauma gehäuft vorzufindende parietookzipitale Lokalisation lässt sich daher nicht durch einen Kontusionsmechanismus erklären. Hier liegt ein anderer Entstehungsmechanismus zugrunde (s. Text)

Okzipitale Region

Läsionen im Okzipitallappen des Gehirns zeigen sich in Problemen bei der bewussten Verarbeitung visueller Reize; typischerweise findet man auch Gesichtsfeldausfälle bis zur kortikalen Blindheit. In dem dem Temporallappen nahe liegenden Anteil des Okzipitallappens findet sich die Funktion zur Fähigkeit, Bewegungen wahrzunehmen.

Parietookzipitale Region

Übliche Kontusionszonen. Hirnkontusionen sind sowohl pathologisch-anatomisch als auch bei morphologischen bildgebenden Verfahren bevorzugt frontal und temporal lokalisiert (Courville 1937; Maeder et al. 1991; vgl. Abb. 34). Während sich die SPECT-Befunde nach Schädel-Hirn-Trauma ebenfalls frontal und temporal häufen, fanden verschiedene Autoren zusätzlich noch mehr diffuse beidseitige parietookzipitale Perfusionsverminderungen (Britton et al. 1991; Jacobs et al. 1994; Masdeu et al. 1995), die nach den pathologisch-anatomischen Kenntnissen nicht dort liegen, wo Kontusionen zu erwarten sind. Britton et al. (1991) vermuten, dass es sich dabei um Ischämiezonen handle, wie sie auch schon Graham et al. (1978) bei tödlich verlaufenden schweren Schädel-Hirn-Traumen mit Hirndruck und Hypotonie nachweisen konnten.

Parietookzipitale Läsionen finden sich aber auch bei leichten Schädel-Hirn-Traumen (Jacobs et al. 1994; Masdeu et al. 1995) und gehäuft beim HWS-Schleudertrauma. Bei letzterem handelt es sich am ehesten um Ausdruck einer Perfusionsverminderung infolge einer vegetativen Fehlsteuerung durch aktive Schmerzafferenzen (Nozizeptoren) aus der oberen HWS.

Störungen. Störungen in der parietookzipitalen Grenzregion äußern sich in einer Mischung aus den Störungen, wie wir sie bei der Parietal- und Okzipitalregion finden; oft ist auch der angrenzende Temporallappen mit betroffen.

So findet man häufig Sehstörungen, Gedächtnis- und Aufmerksamkeitseinbußen und/oder unspezifisch einen Rückgang der (beruflichen) Leistungsfähigkeit, die sich insbesondere durch Parietallappenfunktionen beschreiben lässt.

4.3
Differentialdiagnostische Liste

4.3.1
Erkrankungen, bei denen ebenfalls die parietookzipitale Region betroffen sein kann

Parietookzipitale Befunde können auch bei verschiedenen anderen Erkrankungen auftreten, wie z. B. der rheumatologischen Erkrankung des systemischen Lupus erythematodes, der Multiinfarktdemenz, der vaskulären Enzephalopathie, dem Schlafapnoesyndrom, der zerebralen Hypoxie, der

Migräne mit Aura, dem M. Alzheimer oder bei hohem Alter des Patienten.

Gerade aufgrund dieser langen differentialdiagnostischen Liste ist der Stellenwert der parietookzipitalen Veränderungen beim HWS-Schleudertrauma umstritten. Durch eine gezielte klinische, serologische bzw. neurologische Abklärung können jedoch solche anderen Erkrankungen leicht ausgeschlossen werden. Im Folgenden soll ein kurzer Abriss über die einzelnen Erkrankungen hierbei helfen.

Degenerative Demenz vom Typ M. Alzheimer

Hier besteht in der Regel eine eindeutige Klinik mit kennzeichnenden neuropsychologischen Ausfällen, und bisweilen liegt nach CT und MRT der Befund einer Hippokampusatrophie vor. Das SPECT-Bild bei der Alzheimer-Erkrankung ist im Vergleich zu den umschriebenen Ausfällen beim HWS-Schleudertrauma jedoch weit heterogener und in der Regel ausgeprägter (Abb. 35).

Die Behandlung der Frage, ob das HWS-Schleudertrauma das Alzheimer-Risiko erhöht, ist Gegenstand von Kapitel 5.

Hohes Alter

Das Durchschnittsalter beim HWS-Schleudertrauma liegt deutlich unter dem sog. "hohen Alter". Beispielsweise sind die meisten Schleudertraumapatienten in Quebec/Kanada zwischen 20 und 24 Jahre alt (Spitzer et al. 1995). Die uns zugewiesenen Patienten waren alle zwischen 20 und 55 Jahre alt mit einem Durchschnittsalter von ca. 30 Jahren. Meistens weisen Patienten mit "hohem Alter" ein wesentlich heterogeneres Perfusionsmuster als die jüngeren Schleudertraumapatienten auf, die mit umschriebenen Perfusionsverminderungen imponieren.

Neuropsychiatrischer systemischer Lupus erythematodes

Dass die in der Neurotraumatologie ebenfalls in Frage kommenden vaskulären Läsionen sich dem Nachweis in CT und

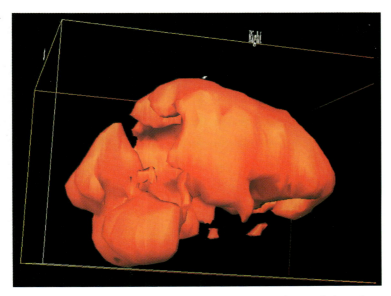

Abb. 35. Dreidimensionale Durchblutungs-SPECT-Rekonstruktion eines typischen Alzheimer-Hirnbefundes (700 MBq ^{99m}Tc-ECD; Picker Surface-Software). Blick von rechts seitlich; die linke Bildseite entspricht dem hinteren Teil, die rechte Bildseite dem vorderen Teil des Gehirns. Im hinteren Abschnitt des Gehirns zeigen sich deutliche Durchblutungsausfälle

MRT entziehen und in der SPECT oder PET trotzdem sichtbar sein können, zeigt sich auch am Beispiel des systemischen Lupus erythematodes mit Hirnbeteiligung (sog. neuropsychiatrischer SLE). Weiner et al. (2000) untersuchten 28 Patienten mit SLE mittels FDG-PET, davon 14 im Follow-up unter immunosuppressiver Therapie. Bei 26 der 28 Patienten wurde ein MRT des Gehirns durchgeführt. 10 gesunde Probanden dienten als Kontrolle. Die Patienten wurden in verschiedene Schweregrade der Hirnbeteiligung eingeteilt.

Es zeigte sich bei allen Patienten mit ZNS-Beteiligung in mindestens einer Hirnregion ein Hypometabolismus, während dies bei Patienten ohne ZNS-Symptomatik nur bei 40% zutraf. Hierbei war die parietookzipitale Region am häufigsten betroffen (96%), gefolgt von der parietalen Lokalisation (32%). Im Gegensatz dazu war die MRT nur bei 11 der 22 Patienten mit neuropsychiatrischen Symptomen und bei einem Viertel der Patienten ohne ZNS-Symptomatik pathologisch. Bei 12/14 Patienten korrelierte in der Follow-up-PET-Untersuchung ein Fortbestehen, eine Verbesserung oder

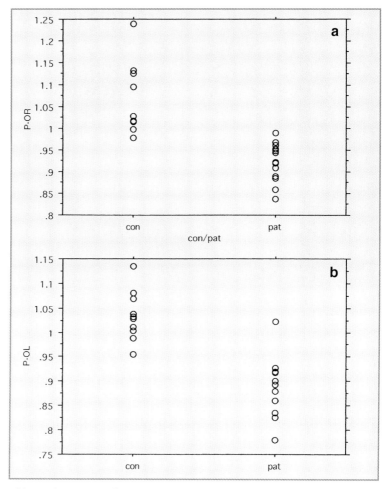

Abb. 36a,b. Systemischer Lupus erythematodes. Parietookzipitale Traubenzuckerverbrauch-Verminderungen im Vergleich mit gesunden Kontrollen. Aufgetragen sind die glukosemetabolischen Indizes. **a** Darstellung für parietookzipital auf der rechten Seite, **b** Darstellung für parietookzipital auf der linken Seite; *con* Kontrollgruppe, *pat* Patientengruppe. (Nach Otte et al. 1997 g; mit freundlicher Genehmigung des Springer-Verlages)

Verschlechterung der zerebralen Symptome mit einem unveränderten, verbesserten bzw. verringerten Metabolismus.

In einer früheren FDG-PET-Studie von Otte et al. (1997 g) zeigte sich bei 13 Patienten mit neuropsychiatrischem SLE ebenfalls gehäuft eine parietookzipitale Stoffwechselverminderung (Abb. 36). Allerdings fanden sich im Einzelfall auch nicht parieto-okzipitale Stoffwechselverminderungen,

Tabelle 7. Systemischer Lupus erythematodes. Liste anderer, nicht parietookzipitaler Regionen, die eine Stoffwechselveränderung aufweisen. (Nach Otte et al. 1997 g; mit freundlicher Genehmigung des Springer-Verlages)

Nicht parietookzipitale Lokalisation	Patienten mit einem verminderten/ erhöhten Stoffwechsel von >1 Standardabweichung	Patienten mit einem verminderten/ erhöhten Stoffwechsel von >2 Standardabweichung
Vermindert		
Parietal rechts	2 von 13	3 von 13
Parietal links	1 von 13	1 von 13
Frontal rechts	0 von 13	1 von 13
Frontal links	0 von 13	1 von 13
Tieffrontal rechts	1 von 13	1 von 13
Tieffrontal links	1 von 13	0 von 13
Diffus	1 von 13	0 von 13
Erhöht		
Nucleus caudatus	1 von 13	1 von 13
Putamen	0 von 13	1 von 13
Thalamus	0 von 13	1 von 13

z.B. parietal, frontal, tieffrontal, im Nucleus-caudatus-Kopf, Putamen oder Thalamus (Tabelle 7).

In einer Kasuistik ebenfalls von Otte et al. (1998 f) zeigte sich unter immunsuppressiver Therapie bei einem Patienten mit neuropsychiatrischem SLE, der ein normales MRT hatte, eine Normalisierung der vormals in der FDG-PET gefundenen parietookzipitalen und parietalen Stoffwechselverminderungen (Abb. 37). Die hier nachgewiesene Reversibilität der parietookzipitalen Stoffwechselstörung spricht gegen einen Messfehler oder ein Artefakt bei der Erhebung eines parietookzipitalen Befundes, wie wir ihn gehäuft auch beim HWS-Schleudertrauma vorfinden.

Das beim neuropsychiatrischen SLE oft fehlende Korrelat in der morphologischen Bildgebung und die deutlich höhere Sensitivität der funktionellen Bildgebung wurde u. a. auch schon in der Studie von Kodama et al. (1995) herausgestellt.

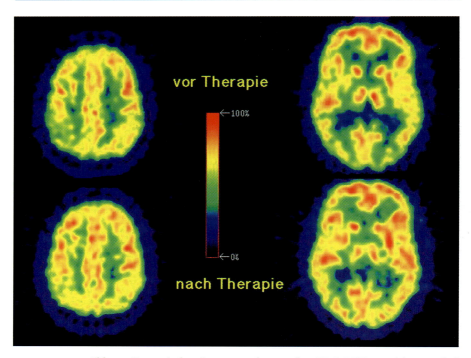

Abb. 37. Systemischer Lupus erythematodes. FDG-PET vor *(obere Reihe)* und nach immunosuppressiver Therapie *(untere Reihe)*. Vor der Behandlung zeigte sich ein verminderter Energiestoffwechsel parietal rechts und parietookzipital beidseits. Nach der Therapie waren alle Regionen ausgeglichen. Die rechte Bildseite entspricht der linken Gehirnseite. (Nach Otte et al. 1998f; mit freundlicher Genehmigung von Stockton Press, Nature Publishing Group)

Zustand nach Heroinintoxikation

Einige Medikamente und Toxine können Augensymptome verursachen. Das Antiepileptikum Vigabatrin beispielsweise kann bilaterale, meist asymptomatische konzentrische Gesichtsfeldausfälle hervorrufen (Kälviäinen et al. 1999). Andere Medikamente und Toxine können sogar schwere okzipitale Infarkte verursachen (Nelson).

In einem Fall aus unserer klinischen Tätigkeit haben wir bei einem Patienten mit Heroinintoxikation eine im Verlauf fast vollständig regrediente kortikale Blindheit bei okzipitalem Infarkt beobachtet (Abb. 38). Dieser Fall ist insofern bemerkenswert, als bei chronischen Heroinkonsumenten in der Hirn-SPECT-Untersuchung einer anderen Studie multifo-

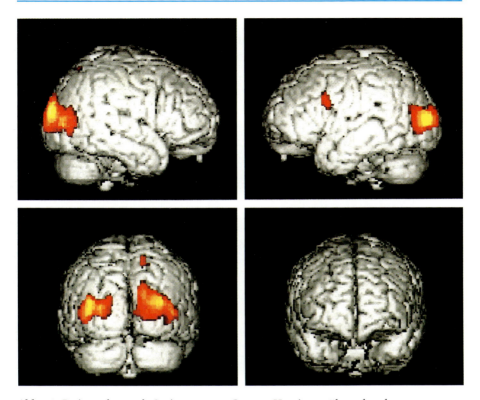

Abb. 38. Patient, der nach Spritzen von 1 Gramm Heroin vorübergehend blind war (^{99m}Tc-ECD-SPECT). Darstellung mittels statistischen parametrischen Mappings. Die roten Bildpunkte entsprechen im Vergleich mit einem Normkollektiv statistisch signifikant verminderten Durchblutungsarealen. Signifikanzniveau p<0,01. *Oben:* Darstellung von rechts bzw. links seitlich; *unten:* Darstellung von hinten bzw. vorne. (Nach Brändli et al. 2000; mit freundlicher Genehmigung des Schattauer-Verlages)

kale Perfusionsverminderungen berichtet wurden (Rose et al. 1996), die hauptsächlich frontal, parietal und temporal – also nicht okzipital – lokalisiert waren.

Migräne

Bei etwa 90% der Betroffenen nach einem Schädel-Hirn-Trauma bzw. einem HWS-Schleudertrauma treten posttraumatische Kopfschmerzen auf. Beim Schleudertrauma sind diese Kopfschmerzen in etwa zwei Dritteln der Fälle okzipital gelegen (Keidel et al. 1997). Nach einer Studie von Foletti et al. (1995) klagen etwa drei Viertel der Schleudertraumapatienten, die posttraumatische Kopfschmerzen haben, über Spannungskopfschmerz, während hingegen nur 10% eindeutig diagnostizierbare posttraumatische Migränekopfschmerzen mit und ohne Aura haben. Diese Angabe kann in Fällen der Begutachtung wichtig werden, da oft behauptet wird, dass die HWS-Schleudertrauma-Patienten vor ihrem Unfall eine Migräne hatten. Selbst wenn die von Foletti et al. berichteten posttraumatischen Migränekopfschmerzen schon vor dem Unfall vorgelegen haben sollten, so hätten 90% – in diesem Fall sogar mindestens 90% – der HWS-Schleudertrauma-Patienten überhaupt keine Migräne – weder vor noch nach dem Unfall.

Zurzeit besteht eine offene Diskussion darüber, ob die Migräne mit Aura zu einer anderen Entität als diejenige ohne Aura gehört. In einer Hirnperfusionsstudie mit ^{99m}Tc-HMPAO-SPECT haben De Benedittis et al. (1999) diese beiden Gruppen untersucht. In der Gruppe ohne Aura fanden sie in der SPECT während der Migräneanfälle bei 74% der Patienten eine einseitige Perfusionsverminderung, die meistens okzipital lokalisiert war. In der Gruppe mit Aura zeigte sich während der Migräneattacken bei 85% der Patienten eine Hypoperfusion vornehmlich in der parietookzipitalen Region.

Andere Erkrankungen

Der Vollständigkeit halber seien hier noch andere Erkrankungen aufgezählt, die u. a. parietookzipitale Befunde aufweisen könne. In der Regel sind die SPECT- oder PET-Bilder aber inhomogener als bei Schleudertraumapatienten, und meistens treten weitere pathologische Regionen außerhalb der parietookzipitalen Region hinzu.
Es sind dies:
— Multiinfarktprozess und vaskuläre Enzephalopathie,
— Schlafapnoesyndrom,
— Zustand nach zerebraler Hypoxie.

4.3.2
Erkrankungen, bei denen die parietookzipitale Region nicht betroffen ist, jedoch ähnliche klinische Symptome auftreten

Fibromyalgiesyndrom

Das u.a. mit allgemeinen Schmerzen in Muskeln und Knochen, charakteristischen Schmerzpunkten, Konzentrations- und Gedächtnisstörungen, Schlafstörungen und verminderter Leistungsfähigkeit einhergehende Fibromyalgiesyndrom – im angelsächsischen Sprachraum eher unter dem Begriff "chronic fatigue syndrome" (etwa: chronisches Erschöpfungssyndrom) bekannt – wird des Öfteren benutzt, um zu behaupten, dass die ähnlichen Symptome der Schleudertraumapatienten durch diese Erkrankung hervorge-

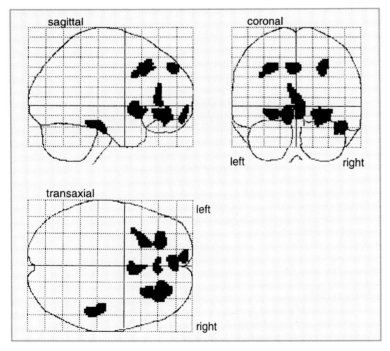

Abb. 39. Statistische parametrische Map-Projektionen mit signifikant verminderter Hirndurchblutung in den schwarz angefärbten Arealen (getestet wurden 18 Fibromyalgie-Patienten gegenüber 15 gesunden Probanden), ^{99m}Tc-ECD-SPECT, Signifikanzniveau $p<0,01$. (Nach Otte et al. 1998 d; mit freundlicher Genehmigung des WB Saunders Verlages)

rufen seien und damit schon vor dem Unfall bestanden hätten.

Diesem Argument kann mit einer jüngeren Studie widersprochen werden: Hierin konnte gezeigt werden, dass Fibromyalgiepatienten eindeutig keine parietookzipitalen Durchblutungsverminderungen aufweisen, sondern ausschließlich im Frontalhirn, im Temporallappen und in den Basalganglien Veränderungen zeigen (Otte et al. 1998 d) (Abb. 39). Die Ergebnisse dieser Untersuchung stehen auch im Einklang mit anderen Studien (Schwartz et al. 1994; Costa et al. 1995; Johansson et al. 1995).

Primäre Depression

Auch die primäre Depression wird gerne als Ursache für die nach einem HWS-Schleudertrauma entwickelten Symptome angeführt (u.a. Alexander 1998). Die SPECT- und PET-Veränderungen bei der primären Depression sind jedoch primär frontal lokalisiert, nicht parietookzipital.

4.3.3
Primär periphere Erkrankungen, die zu zentralen (zerebralen) Veränderungen führen können

Obwohl das HWS-Schleudertrauma eine primär periphere Erkrankung ist, kommt es bei ihm regelmäßig zu zerebralen Symptomen. Dieses Phänomen eines primär peripheren Problems, das zu zentralen Veränderungen führen kann, findet sich interessanterweise auch bei anderen Erkrankungen, so z.B. bei der sympathischen Reflexdystrophie, nach Querschnittslähmung oder Amputation oder bei der Fibromyalgie.

Im Folgenden seien diese primär peripheren Erkrankungen und die mit ihnen verbundenen zerebralen Veränderungen näher erläutert, da sie aufschlussreiche Einblicke in die Plastizität des menschlichen Gehirns liefern können.

Sympathische Reflexdystrophie
(M. Sudeck)

Die Sudeck-Erkrankung oder sympathische Reflexdystrophie ist eine schmerzhafte Durchblutungs- und Stoffwechselstörung aller Gewebsschichten der Weichteile und Knochen. Primär tritt diese Erkrankung an den Extremitäten auf. Man unterscheidet drei Krankheitsphasen:
1. Entzündliche Phase mit Schmerzen und livider Verfärbung der angeschwollenen und erwärmten Haut.
2. Dystrophie mit zurückgehenden Spontanschmerzen und evtl. zunehmenden Belastungs- und Bewegungsschmerzen. Die Haut ist blass, trocken und kalt.
3. Atrophie mit bleibenden Defekten und Gelenkversteifungen bei nachlassenden Schmerzen; ausgeprägte Wetterfühligkeit.

Obwohl man eine sympathische vasomotorische Reflexantwort bei entsprechendem Auslöser (Trauma, Operation, Entzündung etc.) vermutet, ist der genaue Entstehungsmechanismus unklar (Melzack et al. 1965; Barnes 1953; Bonica 1953).

In einer jüngsten Studie aus Japan haben Fukumoto et al. (2000) untersucht, ob bei der sympathischen Reflexdystrophie zerebrale Veränderungen auftreten. Sie fanden mit Hilfe der I-123-Iodamphetamin-SPECT und eines altersentsprechenden Kontrollkollektivs bei allen 10 Patienten eine deutliche Veränderung der Thalamusdurchblutung der zur schmerzhaften Extremität kontralateralen Seite (Abb. 40). Die Thalamusperfusion variierte in Abhängigkeit zur Zeit seit Auftreten der ersten Symptome, und zwar zu Beginn der Erkrankung, mit einer erhöhten Thalamusperfusion und bei weit fortgeschrittenem Stadium mit einer Verminderung der Thalamusdurchblutung.

Die Variation der Thalamusperfusion legt nahe, dass der Thalamus sich im Verlauf der Erkrankung adaptiert: Der akute Schmerz erhöht seine Aktivität (Svensson et al. 1997), wohingegen chronische Schmerzen inhibitorisch wirken (Iadarola et al. 1995).

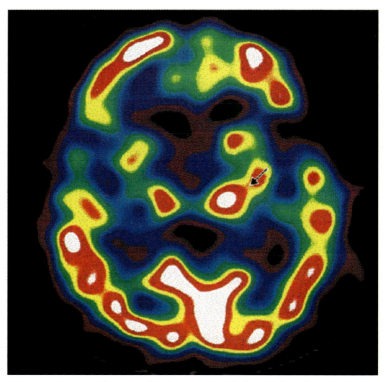

Abb. 40. Sympathische Reflexdystrophie (Sudeck-Erkrankung). Durchblutungs-SPECT bei einem Patienten im Anfangsstadium der Sudeck-Erkrankung. Es zeigt sich dabei eine relative Mehrdurchblutung des linken Thalamus *(Pfeil)*; die rechte Bildseite entspricht der linken Hirnseite. (Nach Fukumoto et al. 2000; mit freundlicher Genehmigung von *The Lancet*)

Para-/Tetraplegie

In zwei PET-Studien wurde der Einfluss einer Querschnittslähmung auf das Gehirn untersucht (Roelcke et al. 1997; Bruehlmeier et al. 1998).

In der ersten Studie wurde bei 11 Patienten mit kompletter Para- oder Tetraplegie eine ^{18}F-FDG-PET-Untersuchung im Ruhezustand durchgeführt und die Ergebnisse mit 12 gesunden Probanden mittels SPM verglichen. Dabei war der globale absolute Glukoseverbrauch bei den Querschnittsgelähmten signifikant tiefer als bei den Kontrollen, wobei ein relativ erhöhter Glukoseverbrauch speziell in der supplementär motorischen Area, dem vorderen Zingulum und dem

Putamen vorlag; ein relativ verminderter Glukoseverbrauch trat im Mittelhirn, dem Kleinhirn und temporal auf.

Es wurde diskutiert, dass eine zerebrale Entkoppelung (Deafferentierung), die durch den fehlenden Input sensomotorischer Funktionen bedingt ist, in der Erniedrigung des absoluten globalen Glukoseverbrauchs resultiert, wohingegen die relativen Erhöhungen des Glukoseverbrauchs in Hirnregionen, die an der Aufmerksamkeit und Initiierung von Bewegungen beteiligt sind, möglicherweise mit einer sekundären Inhibierung dieser Regionen verknüpft sind.

In der zweiten Studie wurde in einer ^{15}O-H$_2$O-PET-Untersuchung während der Aktivierung durch Handbewegungen bei Para-, aber auch Tetraplegikern festgestellt, dass sich die kortikale Repräsentation der "Handregion" nicht nur in Richtung "Beinregion" ausdehnt, sondern auch eine beidseitige Aktivierung von Thalamus und Kleinhirn gemessen werden kann.

Beide Studien demonstrieren eindrucksvoll die Plastizität des menschlichen Gehirns auch im Erwachsenenalter. Diese ist ja auch von anderen Erkrankungen her – wie z. B. im Genesungsprozess nach Schlaganfall – bekannt.

Fibromyalgiesyndrom

Wie unter 4.3.2 dargestellt, treten beim Fibromyalgiesyndrom, das primär durch periphere Symptome gekennzeichnet ist, sekundäre zerebrale Veränderungen auf, die durch Konzentrations- und Gedächtnisstörungen oder erhöhte Erschöpfbarkeit in Erscheinung treten. Die peripheren Symptome sind nach den American College of Rheumatology (ACR) Kriterien (Wolfe et al. 1990) definiert durch mindestens 3 Monate andauernde starke Schmerzen bei mindestens 11 von 18 möglichen definierten Schmerzpunkten.

Obwohl also zunächst eine sich außerhalb des Gehirns abspielende Erkrankung vorliegt, zeigen sich Durchblutungsveränderungen im Gehirn (vgl. 4.3.2).

Mögliche Mechanismen für die Schmerzen bei der Fibromyalgie sind erhöhte Spiegel der Substanz P im Liquorraum (Russell et al. 1994) und erniedrigte Spiegel des insulinähnlichen Wachstumsfaktors I im Serum (Bennett et al., 1992), Serotonins oder seines Vorläufers Tryptophan

(Russell et al. 1992; Yunus et al. 1992). Bei einigen, aber nicht allen Fibromyalgiepatienten konnten solche biochemischen und neurotransmittervermittelten Veränderungen festgestellt werden.

4.4 Schwierigkeiten in der gutachterlichen Praxis

Trotz einiger Studien mit SPECT und PET besteht weiterhin Uneinigkeit über den Stellenwert der funktionellen Bildgebung beim HWS-Schleudertrauma. Dies hat folgende Gründe: Parietookzipitale Befunde sind nicht krankheitsspezifisch für ein HWS-Schleudertrauma, sondern können auch bei verschiedenen anderen Erkrankungen, wie z. B. dem systemischen Lupus erythematodes, auftauchen (s. 4.3).

Zweitens ist darauf hinzuweisen, dass negative SPECT- bzw. PET-Befunde eine zerebrale Schädigung nach HWS-Schleudertrauma nicht ausschließen müssen, da diffuse axonale Schäden mittels SPECT und PET nicht darstellbar sind.

Drittens wird in Begutachtungsfällen mitunter behauptet, dass die parietookzipitalen Befunde weder mit der Neuropsychologie noch mit der mentalen Leistungsfähigkeit bzw. Arbeitsfähigkeit zwingend korrelieren müssen. Dies steht einerseits im Widerspruch zur Arbeit von Jacobs et al. (1994). Andererseits, selbst angenommen, eine fehlende Korrelation zwischen dem parietookzipitalen SPECT-Befund und der Neuropsychologie bzw. mentalen Leistungsfähigkeit würde in Einzelfällen zutreffen, so könnte dies auch durch die ausgesprochene Plastizität des Gehirns, d. h. im Rahmen eines Anpassungsmechanismus auf zugefügte Schäden (Otte 2000d), bedingt sein, wie wir es z.B. bei Patienten nach Querschnittslähmung (vgl. 4.3.3) oder Schlaganfall kennen.

Gerade auch die diskrepanten Befunde der Züricher Studie, die an einer kleinen Anzahl von Schleudertraumapatienten durchgeführt wurde und deren Ergebnisse wir unter 4.2.2 diskutiert haben, sowie die Äußerungen von in anderen Bereichen international renommierten Meinungsbildnern haben zur Verunsicherung und zur Skepsis gegenüber der funktionellen Bildgebung beim HWS-Schleudertrauma geführt.

Nichtsdestoweniger und gerade auch, um Missverständnisse bei der Begutachtung von Unfallpatienten zu vermeiden, konnte in diesem Buch gezeigt werden, dass ein kritischer Umgang mit den funktionellen Methoden der Nuklearmedizin – wie PET oder SPECT – beim HWS-Schleudertrauma zwingend angezeigt ist. Als ergänzende Untersuchung sollten diese Methoden begrüßt und nicht vergessen werden, um einerseits mehr Informationen über den Funktionszustand des Gehirns im Einzelfall einzuholen und damit eine wertvolle Zusatzhilfe bei der Gesamtbegutachtung eines Patienten zu erreichen; andererseits können diese neuen Methoden der Nuklearmedizin wichtige allgemeine Informationen bei der Erforschung von unfallbedingten Veränderungen des Gehirns liefern.

4.5
Zusammenfassung für Betroffene und Nichtärzte

Das Halswirbelsäulen-Schleudertrauma zeigt gehäuft eine statistisch signifikante Stoffwechselverminderung in der parietookzipitalen Region des Gehirns. Parietookzipital bedeutet: im Grenzbereich zwischen Seiten- und Hinterhauptlappen des Gehirns gelegen; der Bereich liegt im hinteren seitlichen Teil des Kopfes. Störungen in dieser Gehirnzone führen zu Gedächtnis- und Aufmerksamkeitseinbußen sowie zu Augenproblemen wie Flimmersehen oder Verschwommensehen.

Eine Stoffwechselverminderung in der parietookzipitalen Region konnte in mehreren Arbeiten mit insgesamt über 400 untersuchten Patienten sowohl mittels Durchblutungs-SPECT als auch mittels Energiestoffwechsel-PET festgestellt werden.

Die Patienten zeigten zwar im Einzelfall auch andere Regionen mit vermindertem Stoffwechsel, doch gab es in diesen keine statistisch signifikanten Gruppenunterschiede zu einem gesunden Normkollektiv.

In einer weiteren Studie aus Zürich wurden teilweise andere Ergebnisse herausgefunden; die Ergebnisse dieser Studie scheinen jedoch fragwürdig und wurden in dem Kapitel ausführlich wissenschaftlich diskutiert.

Parietookzipitale Befunde können auch bei anderen Erkrankungen des Gehirns auftreten, so z. B. bei der rheumatologischen Erkrankung Lupus, bei der Alzheimer-Erkrankung oder bei der Migräne. Durch eine gezielte klinische und neurologische Abklärung können solche anderen Erkrankungen jedoch leicht ausgeschlossen werden.

Es gibt auch Erkrankungen, die ein ähnliches klinisches Beschwerdebild wie beim Halswirbelsäulen-Schleudertrauma zeigen, so z. B. die primäre Depression. Bei diesen Erkrankungen ist aber die parietookzipitale Region nicht betroffen.

Beide Konstellationen – gleiche SPECT- oder PET-Befunde bzw. gleiche Symptomatik, aber unterschiedliche SPECT-/PET-Befunde bei anderen Erkrankungen – können mitunter Schwierigkeiten in Fällen der Begutachtung bereiten.

5 Erhöht das HWS-Schleudertrauma das Alzheimer-Risiko?

5.1
Einführung

Im Gegensatz zum HWS-Schleudertrauma, das bei der morphologischen Bildgebung meist unauffällig ist, ist die Alzheimer-Erkrankung – zumindest im fortgeschrittenen Stadium – in der CT und MRT leicht zu erkennen. Frühformen des M. Alzheimer können jedoch ein ebenfalls normales MRT und ein pathologisches SPECT oder PET aufweisen. Interessanterweise treten beim M. Alzheimer auch meistens parietookzipitale Veränderungen auf (Abb. 41 und 42) (Waldemar et al. 1994).

5.2
Beziehung zwischen einem Schädel-Hirn-Trauma und der Alzheimer-Erkrankung

In diesem Zusammenhang gibt es zunehmend Hinweise auf eine Beziehung zwischen einem Schädel-Hirn-Trauma und der Entstehung einer Alzheimer-Erkrankung. Amyloid-β-Protein-Ablagerungen, wie sie bei der Alzheimer-Erkrankung regelmäßig gefunden werden, treten nicht nur in Fällen einer Dementia pugillistica auf, der sog. "Boxerkrankheit", sondern auch bei einzelnen Patienten, die nach einem einmaligen schweren Schädel-Hirn-Trauma zu Tode kamen (Graham et al. 1996).

Ein zehnfaches Alzheimer-Risiko ist verbunden mit dem Vorhandensein des Allels Apolipoprotein E ε4 zusammen mit einer positiven Schädel-Hirn-Trauma-Anamnese, dies im Gegensatz zu einem nur zweifach erhöhten Risiko bei alleinigem Vorhandensein des Alzheimer-typischen Allels ohne Unfall-

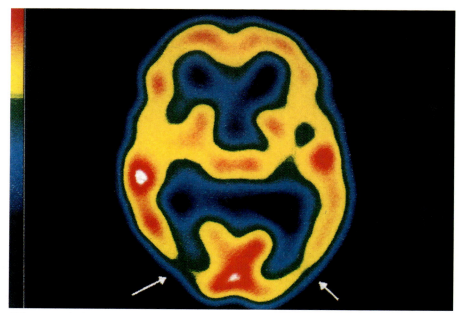

Abb. 41. Perfusions-SPECT eines Patienten nach HWS-Schleudertrauma. Repräsentativer transversaler Schnitt in Höhe der Basalganglien mit Durchblutungsverminderung parietookzipital. (Nach Otte 1998; mit freundlicher Genehmigung des WB Saunders Verlages)

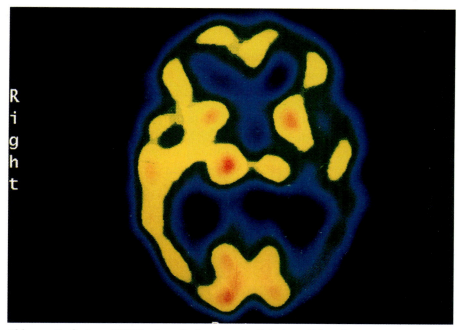

Abb. 42. Perfusions-SPECT eines Patienten mit Alzheimer-Erkrankung. Repräsentativer transversaler Schnitt in Höhe der Basalganglien mit deutlicher Durchblutungsverminderung parietookzipital, temporal und tieffrontal. (Nach Otte 1998; mit freundlicher Genehmigung des WB Saunders Verlages)

anamnese, wohingegen der Faktor Schädel-Hirn-Trauma ohne das Tragen des Gens kein erhöhtes Risiko darstellt (Tang et al. 1996).

5.3
Beziehung zwischen einem HWS-Schleudertrauma und der Alzheimer-Erkrankung

Aufgrund der Kopfstützen der heutigen Automobile kann beim HWS-Schleudertrauma eine Kopfbeteiligung auftreten, die zu einer direkten Schädigung des Gehirns führen kann. Selbst das experimentell herbeigeführte reine HWS-Schleudertrauma ohne Kopfstützen bei Rhesusaffen zeigte eine direkte Hirnschädigung durch Beschleunigungskräfte (Ommaya et al. 1968).

Falls also das schwere Schädel-Hirn-Trauma eine Alzheimer-ähnliche Pathologie "triggern" kann, bleibt zu mutmaßen, ob das HWS-Schleudertrauma nicht auch eine Assoziation zu oder Interaktion mit bekannten genetischen Risikofaktoren für die Alzheimer-Erkrankung hat. Diese Spekulation bedarf jedoch der wissenschaftlichen Bestätigung und ist heute bislang nicht erwiesen. Sicherlich läßt sich ein schweres Schädel-Hirn-Trauma auch nicht direkt mit einem HWS-Schleudertrauma vergleichen.

5.4 Zusammenfassung für Betroffene und Nichtärzte

Bei schweren Schädel-Hirn-Unfällen, bei denen die Patienten anfangs im Koma liegen können, hat man eine Beziehung zum Risiko festgestellt, die weitläufig bekannte Alzheimer-Erkrankung zu bekommen. Das Risiko des Unfallopfers ist um das Zehnfache erhöht, wenn gewisse genetische Voraussetzungen, nämlich das Tragen eines bestimmten Alzheimer-Gens, vorliegen, während bei Genträgern, die kein schweres Schädel-Hirn-Trauma erlitten haben, ein nur zweifach erhöhtes Risiko vorliegt.

Die Befunde der funktionellen bildgebenden Verfahren zeigen beim Halswirbelsäulen-Schleudertrauma ähnliche Durchblutungsveränderungen im parietookzipitalen Gebiet des Gehirns wie bei der beginnenden Alzheimer-Erkrankung. Ebenfalls ist eine direkte oder indirekte Hirnschädigung beim Halswirbelsäulen-Schleudertrauma nicht auszuschließen.

Daher lässt sich überlegen, ob nicht durch ein Schleudertrauma ebenfalls das Risiko, eine Alzheimer-Erkrankung zu bekommen erhöht ist, wenn man genetische Risikofaktoren dafür hat. Diese Überlegung ist aber bislang nur eine nicht erwiesene Spekulation und bedarf der wissenschaftlichen Überprüfung. Sie sollte auf keinen Fall überbewertet werden.

6 Ausblick

Die Diagnostik des HWS-Schleudertraumas mit und ohne Kopfbeteiligung ist zu einem viel diskutierten medizinisch und juristisch interessanten Thema geworden. Dabei wurde bislang der funktionellen Bildgebung zur Darstellung metabolischer Veränderungen des Gehirns nur wenig Beachtung geschenkt; dies im Gegensatz zur morphologischen bildgebenden Diagnostik, die jedoch bislang wenig Hinweise auf eine zerebrale Beteiligung beim HWS-Schleudertrauma liefern konnte.

In den dargestellten Arbeiten wurde über solche funktionellen Veränderungen des Gehirns mittels unterschiedlicher nuklearmedizinischer Verfahren berichtet. Dabei kamen sowohl verschiedene Radiotracer (^{99m}Tc-ECD, ^{99m}Tc-HMPAO, ^{18}F-FDG) als auch verschiedene Aufnahmeprinzipien (SPECT, PET) zum Einsatz.

Trotz dieser Arbeiten ist das HWS-Schleudertrauma ein
— fachliches,
— politisches,
— ethisches und
— kritisches
Problem unserer Zeit geblieben.

Viele der von uns untersuchten Patienten nach einem HWS-Schleudertrauma mussten wegen ihrer chronischen Beschwerden einen geliebten Beruf, ihr soziales Leben und Umfeld und teilweise sogar Beziehungen aufgeben. Häufig werden ihre Probleme als bloße Behauptung abgetan oder – nur wenig besser – auf die psychische Ebene geschoben. Hierin besteht die große Gefahr.

Im vorliegenden Buch wurde der Versuch unternommen, die neuen Wege der funktionellen Bildgebung des Gehirns beim HWS-Schleudertrauma **kritisch und auf wissenschaftlich neutraler Ebene** aufzuzeigen, um sowohl den betroffenen Patienten als auch den betreuenden Ärzten, den Richtern, Rechtsanwälten, Gutachtern und Versicherungen einen Leitfaden an die Hand zu geben. Es ist nicht Ziel dieses Buches, Meinungen und Tendenzen im politischen Sumpf dieser Erkrankung zu verfechten oder gar zu polemisieren.

Glossar

A. cerebri media: mittlere Hirnschlagader
A. cerebri posterior: hintere Hirnschlagader
Afferenz: Nervenbahn, die Erregungen von peripheren Rezeptoren zum zentralen Nervensystem leitet
Alzheimer-Erkrankung: Bei der Alzheimer-Erkrankung kommt es zu einer progredienten diffusen →Atrophie des Gehirns; Erkrankung, die mit einem Maximum zwischen dem 50. und 60. Lebensjahr vor allem bei Frauen auftritt und mit Gedächtnisstörungen beginnt
Amin: Abkömmling des Ammoniaks
Amyloid-β-Protein: Protein-Polysaccharid-Komplex
Anosmie: Unvermögen zu riechen
anterior: vordere(r)
Anti-ds-DNA-Antikörper: Bestimmter Antikörper, der beim →systemischen Lupus erythematodes erhöht ist
antinukleärer Antikörper: Bestimmter Antikörper, der beim →systemischen Lupus erythematodes erhöht ist
Antikörper gegen extrahierbare nukleäre Antigene: Bestimmter Antikörper, der beim →systemischen Lupus erythematodes erhöht ist
Atrophie: Rückbildung eines Organs oder Gewebes; Ernährungsmangel
axial: in Richtung der Achse
axonale Schädigung: Schädigung im Achsenzylinder eines Nervs
Basalganglien: →Stammganglien
Bild-Header: Bildüberschriften; beim →SPM bestimmte Informationen zur Abbildung (wie Bildgröße, Bildpunktezahl, maximale Radioaktivitätsaufnahme etc.)
Brodmann-Areale: Brodmann hat das Gehirn – entsprechend der Funktion – in verschiedene sog. Brodmann-Areale eingeteilt.
CBA: Computerized Brain Atlas; bestimmtes Hirnauswertungsprogramm für →SPECT und →PET. Im Gegensatz zum →SPM aufwendiger in der Bedienung
Chromophor: farbgebender Stoff
Cloward-Robinson-Operation: Operation, bei der die Halswirbelsäule mit einem Knochenspan von vorne verblockt und stabilisiert wird; vorher wird die Bandscheibe entfernt
CT: Computertomographie; radiologisches Schnittbildverfahren (funktioniert mit Röntgenstrahlen) zur Darstellung von anatomischen Strukturen, jedoch nicht von deren Funktion
Demenz: Oberbegriff für die Verminderung erworbener intellektueller Fähigkeiten, die durch eine Schädigung des Gehirns entstanden ist; sie äußert sich in Aufmerksamkeits- und Gedächtnisstörungen, Störungen der Wahrnehmung, Denkstörungen, Störungen der Orientierung oder Veränderungen der Persönlichkeit

Dementia pugillistica: Demenz aufgrund von Schlägen auf den Kopf; wird gerne als "Boxerkrankheit" bezeichnet, da sie gehäuft bei Boxern gefunden wird
Dens: Zahnfortsatz, hier des zweiten Halswirbels
Depression: Oberbegriff für eine Gemütserkrankung
Desoxygenierung: Reaktion, bei der ein Sauerstoff aus einem Molekül genommen wird
Desoxyhämoglobin: →Hämoglobin mit fehlendem Sauerstoff
Detektor: Nachweisgerät
Dezeleration: Verlangsamung
Differentialdiagnostik: Unterscheidung ähnlicher Krankheitsbilder
Diskonnektion: Entkopplung
Distorsion: Verdrehung
dopaminerge Rezeptoren: Rezeptoren, die auf Dopamin wirken; Dopamin gehört zu den im Körper vorkommenden Katecholaminen (wie z. B. Adrenalin)
Dosimetrie: Strahlenmengenmessverfahren
Dysfunktion: Funktionsstörung
Dystrophie: Fehlbildungserscheinung
ECD: Ethylen-Byldiszysteinat-Dimer; Substanz zur Messung der Durchblutung des Gehirns; wird mit der radioaktiven Substanz Technetium-99m – einem →Gammastrahler – markiert und bei der →SPECT verwendet; hat bessere Eigenschaften als →HMPAO
Echo-Planar-Imaging-Verfahren: spezielles Bildverfahren bei der →MRT
Endogen: nicht von außen zugeführt
Enzephalopathie, vaskuläre: nichtentzündliche Erkrankung oder Schädigung des Gehirns aufgrund von Durchblutungsstörungen
epileptogener Herd: Ort im Gehirn, der epileptische Anfälle auslöst
FDG: Fluorodeoxyglukose, abgewandelter Traubenzucker; Substanz zur Messung des Traubenzuckerstoffwechsels (d. h. des Energieverbrauchs) der Zelle; wird mit der radioaktiven Substanz Fluor-18, einem →Positronenstrahler, markiert und in der →PET verwendet
Fibromyalgie: Durch chronische, generalisierte Schmerzen im Bereich des Bindegewebes, der Muskeln und der Knochen gekennzeichnete Erkrankung mit typischen, nicht im Gelenk gelegenen Schmerzpunkten
Fibrose: Vermehrung des Bindegewebes
fMRT: funktionelle Magnetresonanztomographie; spezielles Verfahren der →Radiologie zur Messung von Blutflussveränderungen nach Stimulation bestimmter Regionen von außen (z.B. durch Bild oder Geräuschreize)
Follow-up: Folge-, Kontrolluntersuchung
frontal: stirnseitig
frontoparietal: Richtung Stirn-/Seitenlappen des Gehirns
frontozentral: stirnseitig zentral
frontobasal: stirnseitig in Richtung Augenhöhle gelegen
Fusion-Imaging: Bildüberlagerung
Gammakamera: bildgebender Apparat der Nuklearmedizin zur Messung radioaktiver (Gamma-)Strahlen
Gammastrahler: Radionuklid, das Gammastrahlen aussendet; Gammastrahlung ist energiereiche elektromagnetische Wellenstrahlung; sie entsteht als Folge radioaktiver Kernumwandlung
glukosemetabolischer Index: Auf den globalen Traubenzuckerverbrauch normierte Größe des lokalen Traubenzuckerverbrauchs, somit Zahlenwert ohne Einheiten

Glukoseutilisation: Traubenzuckerverbrauch einer Zelle; dasselbe wie →Glukosemetabolismus
Glukosemetabolismus: Traubenzuckerstoffwechsel; Maß des Energieverbrauchs einer Zelle; im Allgemeinen indirekt von der Durchblutung abhängig
Gradientenechosequenz: spezielles Bildverfahren bei der →MRT
Gyrus: Hirnwindung
Halbwertszeit, biologische: Gibt an, nach welcher Zeit eine inkorporierte Substanz auf natürlichem Weg (z. B. über den Urin) zur Hälfte aus dem Organismus ausgeschieden worden ist
Halbwertszeit, physikalische: Zeit, nach der eine vorgegebene Anzahl von Kernen eines Radionuklids durch die spontan ablaufenden radioaktiven Kernumwandlungen auf die Hälfte abgenommen hat
Hämatokrit: Anteil der zellulären Bestandteile des Blutes am gesamten Blutvolumen
Hämoglobin: sog. roter Blutfarbstoff; transportiert und bindet Sauerstoff
Hemisphäre: Gehirnhälfte
Hippokampusatrophie: Verminderung der Gehirnmasse im Bereich des Unterhorns des Seitenventrikels
Hirndruck: Man versteht darunter den pathologisch gesteigerten Druck innerhalb des Schädels, z. B. durch Abflussstörungen des Hirnwassers etc.
Hirnsubstanz, graue: In der Hirnrinde lokalisierte Substanz (die "grauen Zellen" befinden sich hier); am meisten durchblutet im Gegensatz zur →weißen Hirnsubstanz; →SPECT und →PET können nur diese Hirnsubstanz bildlich darstellen, →CT und →MRT können auch die →weiße Hirnsubstanz darstellen, in der bei Schädel-Hirn-Unfällen diffuse →axonale Schäden zu finden sind
Hirnsubstanz, weiße: Marksubstanz des Gehirns
HMPAO: Hexamethylpropylenamin-Oxim; Substanz zur Messung der Durchblutung des Gehirns; wird mit der radioaktiven Substanz Technetium-99 m – einem →Gammastrahler – markiert und bei der →SPECT verwendet
hochfrontal: Stirnwärts Richtung Haaransatz gelegen
Hydrophil: "Wasser liebend"; wasserlöslich
Hypofrontalität: verminderter Stoffwechsels im Stirnlappen des Gehirns
Hypometabolismus: verminderter Stoffwechsel
Hypoperfusion: verminderte Durchblutung
Hyposmie: verminderte Riechfähigkeit
Hypotonie: verminderter Blutdruck
Hypoxie, zerebrale: Sauerstoffmangel des Gehirns
immunosuppressive Therapie: Behandlungsform, bei der das Immunsystem absichtlich unterdrückt wird
In-vivo-Darstellung: Lebenddarstellung
Indikation: Heilanzeige; Grund zur Verordnung
Intoxikation: Vergiftung
intrazerebral: innerhalb des Gehirns
Inzidenz: Anzahl der Neuerkrankungen
Iodamphetamin: Wird bei der →SPECT zur indirekten Messung der Hirndurchblutung verwendet
Ischämiezone: Zone mit verminderter oder zeitweise unterbrochener Blutzufuhr
Koinzidenz: Begriff aus der Physik der →PET; bezeichnet das gleichzeitige Vorliegen zweier Signalereignisse, die sich durch das gleichzeitige Auf-

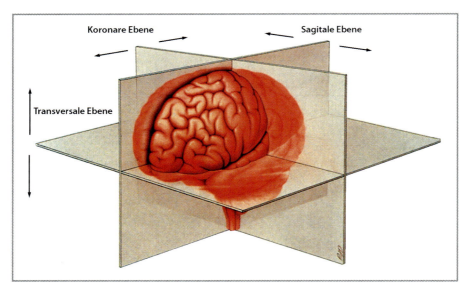

Abb. 43

treffen zweier, im Winkel von 180 Grad entgegengesetzt aus dem Körper austretender →Gammastrahlen auf den →Detektor eines →PET-Gerätes ergeben

Kollimator: Vorrichtung aus Blei, mit der Strahlen gebündelt und Streustrahlen abgeschirmt werden können; wird bei der →SPECT verwendet

Kompartmentmodell: auch Kompartimentmodell; Modell, das eine physiologische Näherung quantitativer pharmakodynamischer und tracerkinetischer Prozesse in biologischen Systemen unter Vereinfachung der tatsächlichen Gegebenheiten darstellt

kontralateral: auf der gegenüberliegenden Seite

Kontusion: Quetschung durch stumpfe Gewalteinwirkung

koronare Ebene: s. Abb. 43

Korrelation, korrelieren: Wechselbeziehung; Begriff aus der Statistik

Kortex, kortikal: Hirnrinde; hier befindet sich die →graue Hirnsubstanz

kraniell: zum Schädel gehörig

lipophil: "Fett liebend"; fettlöslich

Liquorraum: Raum um das Gehirn, in dem Hirnwasser – Liquor – enthalten ist

livide Verfärbung: blassbläuliche, fahle Verfärbung

Melanom, malignes: schwarzer Hautkrebs

Metabolismus: Stoffwechsel

Migräne mit/ohne Aura: mit starken, typischen Kopfschmerzen einhergehende Erkrankung mit/ohne Vorboten

morphologisch: strukturell

Motorkortex: Hirnrindenabschnitt, der für die Bewegungen zuständig ist

MRT: Magnetresonanztomographie, auch Kernspintomographie genannt; radiologisches (jedoch nicht radioaktives) Schnittbildverfahren zur Darstellung von anatomischen Strukturen, jedoch nicht von deren Funktion

Multiinfarktdemenz: →Demenz aufgrund von vielen Hirninfarkten, die durch länger andauernden Durchblutungsmangel bedingt sind

Nekrose: morphologische Veränderungen von Zellen oder Gewebe

Neurotransmitter: Chemische Substanzen, die im zentralen Nervensystem und in den Nerven eine Erregung weiterleiten, z. B. →Dopamin
Neurotraumatologie: Lehre von den Schädel-Hirn-Unfällen
nIR-Spektroskopie: Nahe-Infrarot-Spektroskopie; spezielles nichtradioaktives Verfahren zur indirekten Messung der Durchblutung des Gehirns durch Sonden auf dem Kopf; gemessen wird durch Senden von Licht im nahe infraroten Bereich und Empfangen des abhängig von der Durchblutung reflektierten Lichtes; im Vergleich zur →SPECT oder →PET derzeit noch relativ ungenau und schlecht auflösend
Nozizeptor, nozizeptiv: Nozizeptoren sind Nervenendigungen, die Schmerz wahrnehmen
Nucleus caudatus: schweifförmiger Kern im Gehirn
Nuklearmedizin: Medizinisches Fachgebiet, das die diagnostische und therapeutische Anwendung hauptsächlich kurzlebiger →Radionuklide beinhaltet
Nuklid: Atomart, deren Kern durch eine bestimmte Anzahl an Kernteilchen (Protonen und Neutronen) charakterisiert ist
O_2-Extraktionsrate: Sauerstoffauswaschrate
O_2-Metabolismus: Sauerstoffstoffwechsel
okzipital: Richtung Hinterhaupt
Onkologie: Krebsheilkunde
Optode: optische Elektrode
orbitomeatale Linie: Verbindungslinie zwischen Mitte der Augenhöhle und Mitte des äußeren Gehörganges
Outcome: klinisches Ergebnis
Paraplegiker: Querschnittsgelähmter, bei dem zwei symmetrische Extremitäten vollständig gelähmt sind
parietal: seitlich, wandständig; zum Scheitelbein gehörend
parietookzipital: Richtung Scheitelbein–Hinterhaupt (hinten seitlich gelegen)
Pathologie: Lehre von den Krankheiten; Krankhaftigkeit
Perfusion: Durchblutung
Perfusionsindex: Auf die globale Durchblutung normierte Größe der lokalen Durchblutung, somit Zahlenwert ohne Einheiten
PET: Positronenemissionstomographie; Schnittbildverfahren zur Messung von radioaktiver Strahlung (→Positronen); im Gegensatz zur →SPECT besser auflösend, jedoch aufwendiger und teurer; wird in der →Nuklearmedizin verwendet; im Gegensatz zur →CT oder →MRT können mit der PET die Hirnfunktionen dargestellt werden
Photomultiplier: auch Sekundärelektronenvervielfacher; Bestandteil einer →Gammakamera; dient der Signalverstärkung bei einer Gammakamera
Pixel: Bildpunkt
Pneumenzephalographie: Röntgenologische Darstellung der →Liquorräume des Gehirns nach Füllen mit Gas oder Luft, heute nur noch selten durchgeführt
Positronen: Positronen sind die Antiteilchen der Elektronen; sie sind nicht beständig; ein Positron zerstrahlt zusammen mit einem Elektron in 2 Gammaquanten, die eine Energie von jeweils 511 Kiloelektronenvolt haben und im Winkel von 180 Grad entgegengesetzt voneinander austreten (sog. →Vernichtungsstrahlung)
posterior: hintere(r)
Putamen: Äußere Schicht des Linsenkerns im Endhirn

Radiologie: Strahlen(heil)kunde; wird im Allgemeinen unterteilt in verschiedene Teilgebiete: Röntgendiagnostik, Strahlentherapie, →Nuklearmedizin; gemeinhin versteht man darunter aber nur die Röntgendiagnostik

Radionuklid: Instabiles oder metastabiles →Nuklid, das spontan radioaktiv umgewandelt wird bzw. unter Aussendung von →Gammastrahlung in seinen Grundzustand übergeht

Restitutionsphase: Erholungsphase

ROI: Region of Interest, interessierende Region; kann von Hand in verschiedene Bilder z. B. des Gehirns eingezeichnet werden, woraus man bestimmte Informationen zu dieser Region erhält, beispielsweise die Größe, Bildpunktanzahl und Höhe der Aufnahme einer gespritzten radioaktiven Substanz

sagittale Ebene: s. Abb. 43

Satelliten-PET: →PET-Anlage ohne →Zyklotron, die von der Zulieferung der Positronenstrahler von auswärts – daher Satellit – angewiesen ist

Scanner, Scan: Gerät zur Registrierung und Darstellung von Messdaten

Schizophrenie: sog. Spaltungsirresein; Form einer Psychose

Schlafapnoesyndrom: Durch episodisch auftretende Phasen der Atemlosigkeit von mehr als 10 Sekunden Länge während des Schlafes charakterisiertes →Syndrom, das insbesondere bei Männern, die schnarchen, auftritt

serologische Abklärung: Abklärung durch Blutwertbestimmungen

Serotonin: Im Körper vorkommendes →Amin; →Neurotransmitter

SPECT: Single-Photonen-Emissions-Computertomographie; Schnittbildverfahren zur Messung von radioaktiver Strahlung (→Gammastrahlung); wird in der Nuklearmedizin verwendet; im Gegensatz zur →CT oder →MRT können mit der SPECT die Hirnfunktionen dargestellt werden

SPM: statistisches parametrisches Mapping; bestimmtes, nahezu vollautomatisches Hirnauswertungsprogramm für →SPECT, →PET oder →fMRT

Spreadsheet: Formblatt, in dem automatisch bestimmte Berechnungen durchgeführt werden

Stammganglien: auch →Basalganglien genannt; subkortikale Kerne des Endhirns, hauptsächlich aus dem →Nucleus caudatus und dem →Putamen bestehend

Stereotaxie: Junges Fachgebiet, das sich mit dem räumlichen Ausmessen des Gehirns beschäftigt

Symptom: Krankheitszeichen

Syndrom: Komplex von →Symptomen; Gruppe von gleichzeitigen Krankheitszeichen

systemischer Lupus erythematodes: Generalisierte rheumatologische Erkrankung mit Hautveränderungen, Gelenkentzündungen, Blutveränderungen, Nierenentzündung und/oder neurologischen und psychischen Störungen

temporal: Richtung Schläfe

temporookzipital: Richtung Schläfe–Hinterhaupt

temporolateral: seitlicher Anteil des Schläfenlappens

temporomandibuläre Dysfunktion: Funktionsstörung im Bereich des Unterkiefers im Übergang zur Schläfe

temporomesial: mittiger Anteil des Schläfenlappens

Tetraplegiker: Querschnittsgelähmter, bei dem alle vier Extremitäten komplett gelähmt sind
Thalami: Mehrzahl von Thalamus; der Thalamus ist die größte Kernmasse des Zwischenhirns
tieffrontal: wie →frontobasal
Tinnitus: von lat. tinnire (klingeln); Erkrankung mit Ohrgeräuschen
Tomographie: Schnittbildverfahren
Tractus corticopontocerebellaris: Nervenbahn, die von der Hirnrinde über die Brücke zur gegenüberliegenden Kleinhirnseite kreuzt
transversale Ebene: s. Abb. 43
Tryptophan: essentielle Aminosäure; Vorläufer des →Serotonins
Tumorrezidiv: Nachwachsen einer Geschwulst
Uptake: Aufnahme
vasoaktiv: Gefäßveränderungen (z. B. eine Gefäßverengung) verursachend
Ventrikel-zu-Kortex-Ratio: Verhältnis der Hirnkammer zur Hirnrinde
Voxel: Volumenbildpunkt
Xenon-Auswaschkurve: Kurve, die über die Zeit das Auswaschen des Gases Xenon angibt
Xenonfalle: Behälter zum Auffangen des Gases Xenon
zerebellär: zum Kleinhirn gehörend
zerebral: zum Großhirn gehörend
zervikale Wirbelsäule: Halswirbelsäule
zervikozephalgisch: Schmerzen in Hals und Kopf aufweisend
Zyklotron: Anlage zur Beschleunigung von Ionen auf sehr hohe Energie; hierdurch können u. a. Positronen entstehen, die für die →PET benötigt werden

Literatur

Alexander MP (1998) In the pursuit of proof of brain damage after whiplash injury. Neurology 51: 336–340
Barnes R (1953) The role of sympathectomy in the treatment of causalgia. J Bone Joint Surg Br 35: 172–180
Baron JC, Bousser MG, Comar D, Castaigne P (1980) Crossed cerebellar diaschisis in human supratentorial brain infarction. Ann Neurol 8: 128–129
Barré JA (1926) Sur un syndome sympathique cervical postérieur et sa cause fréquente. L'arthrite cervicale. Rev Neurol (Paris) 33: 1246–1248
Bennett RM, Clark SR, Campbell SM, Burckhardt CS (1992) Low levels of somatomedin C in patients with the fibromyalgia syndrome. A possible link between sleep and muscle pain. Arthrit Rheumatism 35: 1113–1116
Bicik I, Radanov BP, Schäfer N et al. (1998) PET with ^{18}fluorodeoxyglucose and hexamethylpropylene amine SPECT in late whiplash syndrome. Neurology 51: 345–350
Bonica JJ (1953) Causalgia and other reflex sympathetic dystrophies. In: Bonica JJ (ed) The management of pain, 1st edn. Lea & Febiger, Philadelphia, pp 913–978
Brändli M, Otte A, Müller-Brand J (2000) Kortikale Blindheit nach Heroinintoxikation. Cortical blindness after heroin intoxication. Nuklearmedizin 39: 37–55 (N16–N19)
Britton KE, Nimmon CC, Newton MR, Charlesworth MJ, Solanki K, Dolke G, Greenwood RJ (1991) Head injury patients undergoing rehabilitation evaluated by 99m-Tc-HMPAO. In: Höfer R, Bergmann H, Sinzinger H (eds) Radioactive isotopes in clinical medicine and research. 19th International Symposium, Badgastein 1990. Schattauer, Stuttgart
Bruehlmeier M, Dietz V, Leenders KL, Roelcke U, Missimer J, Curt A (1998) How does the human brain deal with a spinal cord injury? Eur J Neurosci 10:3918-3922
Buck A (1999) PET with ^{18}fluorodexyglucose and hexamethylpropylene amine oxime SPECT in late whiplash syndrome. Neurology 52: 1108 (author's reply to the comment on Bicik et al.)
Caplan EM (1995) Trains, brains, and sprains: railway spine and the origins of psychoneuroses. Bull Hist Med 69: 387–419
Chance B (1991) Optical method. Annu Rev Biophys Chem 20: 1–28
Chance B, Zhuang Z, Unah C, Alter C, Lipton L (1993) Cognition-activated low-frequency modulation of light adsorption in human brain. Proc Natl Acad Sci USA 90: 3770–3774
Costa DC, Tannock C. Brostoff J (1995) Brainstem perfusion is impaired in chronic fatigue syndrome. QJM 88: 767–773
Courville CB (1937) Pathology of the central nervous system. Mountain View, Calif. Pacific

Cox RW (1996) AFNI: Software for analysis and visualization of functional magnetic resonance neuroimages. Comput Biomed Res 29: 162–173

Croft AC (in press) Epidemiology of whiplash. In: Croft (ed) Understanding low speed rear impact collisions (LOSRIC). Spine Research Institute of San Diego

De Benedittis G, Ferrari Da Passano C, Granata G, Lorenzetti A (1999) CBF changes during headache-free periods and spontaneous/induced attacks in migraine with and without aura: a TCD and SPECT comparison study. J Neurosurg Sci 43: 141–146 (discussion 146–147)

Ell PJ, Jarritt PH, Cullum I et al. (1985) Regular cerebral blood flow mapping with ^{99m}Tc-labelled compound. Lancet 2: 50–51

Evans RW (1992) Some observations on whiplash injuries. Neurol Clin 10: 975–997

Fierz L, Egli M, Otte A, Müller J (1996) Die gutachtlich verpasste Contusio cerebri: Beitrag des Hirn-SPECT. Schweizer Archiv für Neurologie und Psychiatrie 147: 251 (Abstract)

Fierz L, Otte A, Weidemann H, Müller-Brand J (1997) Die gutachtlich verpasste Contusio cerebri (II): Beitrag des Hirn-SPECT. Schweiz Arch Neurol Psychiatr 148: 201 (Abstract)

Foletti G, Regli F (1995) Characteristics of chronic headaches after whiplash injury. Presse Med 24: 1121–1123

Friston KJ, Frith CD, Liddle PF, Frackowiak RSJ (1991) Comparing functional (PET) images: the assessment of significant change. J Cereb Blood Flow Metab 11: 690–699

Friston KJ, Ashburner J, Poline JB, Frith CD, Heather JD, Frackowiak RSJ (1995a) Spatial realignment and normalization of images. Hum Brain Mapping 2: 165–189

Friston KJ, Holmes AP, Worsley KJ, Poline JB, Frith CD, Frackowiak RSJ (1995b) Statistical parametric maps in functional imaging: a general approach. Hum Brain Mapping 2: 189–210

Fukumoto M, Ushida T, Zinchuk VS, Yamamoto H, Yoshida S (2000) Contralateral thalamic perfusion perfusion in patients with reflex sympathetic dystrophy syndrome. Lancet 354: 1790–1791

Goldenberg G, Oder W, Spatt J, Podreka I (1992) Cerebral correlates of disturbed executive function and memory in survivors of severe closed head injury: a SPECT study. J Neurol Neurosurg Psychiatry 55: 362–368

Graham DG, Brierly JB (1984) Vascular disorders of the central nervous system. In: Adams J (ed) Neuropathology. Arnold, London, pp 125–207

Graham DI, Hume Adams J, Doyle D (1978) Ischemic brain damage in fatal non-missile head injuries. J Neurol Sci 39: 213–234

Graham DI, Gentleman SM, Nicoll JA et al. (1996) Altered beta-APP metabolism after head injury and its relationship to the aetiology of Alzheimer's disease. Acta Neurochir 66 (Suppl): 96–102

Greitz T, Bohm C, Holte S, Eriksson LA (1991) A computerized brain atlas: Construction, anatomical content and some applications. J Comput Assist Tomogr 15: 26–38

Gur RC, Gur RE (1995) Hypofrontality in schizophrenia: RIP. Lancet 345: 1383–1384

Hörr B (2000) Kognitive Störungen nach traumatischer Distorsion der Halswirbelsäule. Dtsch Ärztebl 97: A-461 (Comment)

Hoppel BH, Weisskopf RM, Thulborn KR, Moore JB, Kwong KK, Rosen BR (1993) Measurement of regional blood oxygenation and cerebral hemodynamics. Magn Res Med 30: 715–723

Iadarola MJ, Max MB, Berman KF et al. (1995) Unilateral decrease in thalamic activity observed with positron emission tomography in patients with chronic neuropathic pain. Pain 63: 55–64

Ichise M, Chung DG, Wang P, Wortzman G, Gray BG, Franks W (1994) Technetium-99m-HMPAO SPECT, CT and MRI in the evaluation of patients with chronic traumatic brain injury: A correlation with neuropsychological performance. J Nucl Med 35: 217–226

Jacobs A, Put E, Ingels M, Bossuyt A (1994) Prospective evaluation of technetium-99m-HMPAO SPECT in mild and moderate traumatic brain injury. J Nucl Med 35: 942–947

Jörg J, Menger H (1998) Das Halswirbelsäulen- und Halsmarktrauma. Neurologische Diagnose und Differentialdiagnostik. Dtsch Ärztebl 95: B-1048–1055

Johansson G, Risberg J, Rosenhall U, Orndahl G, Svennerholm L, Nystrom S (1995) Cerebral dysfunction in fibromyalgia: evidence from regional cerebral blood flow measurements, otoneurological tests and cerebrospinal fluid analysis. Acta Psychiatr Scand 91: 86–94

Jonsson H Jr, Bring G, Rauschning W, Sahlstedt B (1991) Hidden cervical spine injuries in traffic accident victims with skull fractures. J Spinal Disorders 4: 251–263

Juengling FD, Kassubek J, Otte A (2000) Standardization of cerebral PET imaging in clinical neurological diagnostics. Eur J Nucl Med 27: 98 (Letter)

Kälviäinen R, Nousiainen I, Mäntyjärvi M et al. (1999) Vigabatrin, a gabaergic antiepileptic drug, causes concentric visual field defects. Neurology 53: 922–926

Keidel M, Diener HC (1997) Post-traumatic headache. Nervenarzt 68: 769–777

Kim SG, Ashe J, Hendrich K et al. (1993) Functional magnetic resonance imaging of motor cortex: Hemispheric asymmetry and handedness. Science 61: 615–617

Kodama K et al. (1995) Single photon emission computed tomography in systemic lupus erythematosus with psychiatric symptoms. J Neurol Neurosurg Psychiatry 58: 307–311

Leveille J, Demonceau G, De Roo M et al. (1989) Characterization of technetium-99m-L, L-ECD for brain perfusion imaging. Part 2: Biodistribution and brain imaging in humans. J Nucl Med 30: 1902–1910

Maeder P, Wirsen A, Bajc M et al. (1991) Volumes of chronic traumatic frontal brain lesions measured by MR imaging and CBF tomography. Acta Radiol 32: 271–278

Masdeu JC, Van Heertum RL, Abdel-Dayem H (1995) Head trauma: use of SPECT. J Neuroimaging 5: S53-57

McConnell WE, Howard RP, Guzman HM et al. (1993) Analysis of human test subject kinematic responses to low velocity rear end impacts. SAE Tech Paper Series 930889: 21–30

McConnell WE, Howard RP, Poppel JV et al. (1995) Human head and neck kinematic after low speed rear-end impacts: understanding "whiplash". 39th Stapp Car Crash Conference Proceedings 952724: 215–238

Melzack R, Wall PD (1965) Pain mechanisms: a new theory. Science 150: 971–979

Mertz HJ Jr, Patrick LM (1967) Investigation of kinematics and kinetics of whiplash. In: Proceedings, 11th Stapp Car Crash Conference, SAE 670919, Society of Automative Engineers, Detroit/MI

Moskowitz MA, Buzzi MG (1991) Neuroeffector functions of sensory fibers. Implications for headache mechanisms and drug actions. J Neurol 238 (Suppl 1): 18–22

Nelson L: Blindness after an unknown ingestion. Website New York City Poison Center

Olsson I, Bunketorp O, Carlsson G et al. (1990) An in-depth study of neck injuries in rear end car collisions. International IRCOBI Conference, Bron, Lyon, France, September 12–14, pp 1–15

Ommaya AK, Faas F, Yarnell R (1968) Whiplash injury and brain damage: an experimental study. JAMA 204: 75–79

Otte A (1998) Does whiplash trauma increase the risk of Alzheimer's disease? J Vasc Invest 4: 211–212

Otte A (1999) PET with ^{18}fluorodexyglucose and hexamethylpropylene amine oxime SPECT in late whiplash syndrome. Neurology 52: 1107–1108

Otte A (2000 a) Kognitive Störungen nach traumatischer Distorsion der Halswirbelsäule: Schleudertrauma, quo vadis? Dtsch Ärztebl 97: A463 (Comment)

Otte A (2000 b) Thalamic perfusion in reflex sympathetic dystrophy syndrome. Lancet 355: 494–495

Otte A (2000 c) The parieto-occipital region – confusions at the boundary? Eur J Nucl Med 27: 238–239

Otte A (2000 d) The plasticity of the brain. Eur J Nucl Med 27: DOI 10.1007/s002590000381

Otte A, Mueller-Brand J (1997) Is there a chronic fatigue of the late whiplash syndrome? J Vasc Invest 3: 161 (letter)

Otte A, Brändli M (1998) Olfactory distress following mild traumatic head injury: a SPECT follow-up. J Vasc Invest 4: 207–209

Otte A, Ettlin T, Müller-Brand J (1995 a) Vergleich von Tc-99m-ECD- mit Tc-99m-HMPAO-Hirn-SPECT bei Patienten mit Cerviko-Vertebralsyndrom. Nuklearmedizin 34: A158 (Abstract)

Otte A, Ettlin TM, Mueller-Brand J (1995 b) Comparison of Tc-99m-ECD with Tc-99m-HMPAO-brain-SPECT in late whiplash syndrome. J Vasc Invest 1: 157–163

Otte A, Mueller-Brand J, Fierz L (1995 c) Brain SPECT findings in late whiplash syndrome. Lancet 345: 1513–1514

Otte A, Ettlin T, Fierz L, Kischka U, Muerner J, Mueller-Brand J (1996 a) Perfusionsmuster bei 136 Patienten mit spätem Whiplash-Syndrom nach HWS-Distorsion ohne und mit klin. Hinweis auf eine Gehirnbeteiligung: Kontrollierte SPECT-Studie mit Tc-99m-HMPAO und Tc-99m-ECD. Schweiz Med Wochenschr 126 (Suppl 77): 30S (Abstract)

Otte A, Ettlin T, Fierz L, Mueller-Brand J (1996 b) Parieto-occipital hypoperfusion in late whiplash syndrome: first quantitative SPET study using Tc-99m-bicisate (ECD). Eur J Nucl Med 23: 72–74

Otte A, Ettlin TM, Fierz L et al. (1996 c) Zerebrale Befunde nach Halswirbelsäulendistorsion durch Beschleunigungsmechanismus (HWS-Schleudertrauma): Standortbestimmung zu neuen diagnostischen Methoden der Nuklearmedizin. Cerebral findings after distorsion of the cervical spine induced by acceleration injury (whiplash injury): Assessment of current isotopic scanning techniques for diagnosis. Schweiz Rundschau Med Praxis 85: 1087–1090

Otte A, Ettlin TM, Fierz L, Müller-Brand J (1996 d) Parieto-occipitale Hypoperfusion bei Patienten mit Whiplash-Syndrom nach sog. HWS-Schleu-

dertrauma: Quantitative ECD-SPECT-Studie. Nuklearmedizin 35: A71 (Abstract)
Otte A, Ettlin TM, Wachter K et al. (1996 e) PET and high resolution SPECT in whiplash brain: A new approach to a forgotten syndrome. Eur J Nucl Med 23: 1089 (Abstract)
Otte A, Roelcke U, Curt A, Missimer J, Dietz V, Mueller-Brand J, Leenders KL (1996 f) Brain fluorodeoxyglucose consumption in para- and tetraplegia following spinal cord injury (SCI). Eur J Nucl Med 23: 1195 (Abstract)
Otte A, Ettlin TM, Fierz L, Kischka U, Muerner J, Mueller-Brand J (1997 a) Brain perfusion patterns in 136 patients with chronic symptoms after distorsion of the cervical spine using single-photon emission computed tomography, technetium-99m-HMPAO and technetium-99m-ECD: A controlled study. J Vasc Invest 3: 1–5
Otte A, Ettlin TM, Nitzsche EU et al. (1997 b) PET and SPECT in whiplash syndrome: A new approach to a forgotten brain? J Neurol Neurosurg Psychiatry 63: 368–372
Otte A, Ettlin TM, Otto I, Mueller-Brand J (1997 c) Manipulation-triggered visual disturbances after cervical spine injury. J Vasc Invest 3: 197–198
Otte A, Ettlin TM, Wachter K, Moser E, Nitzsche EU, Müller-Brand J (1997 d) FDG-Hirn-PET-Befunde bei neuropsychologisch auffälligen Patienten nach Distorsionstrauma der Halswirbelsäule. Nuklearmedizin 36: A23 (Abstract)
Otte A, Mueller-Brand J, Ettlin TM, Wachter K, Nitzsche EU (1997 e) Functional imaging in 200 patients after whiplash injury. J Nucl Med 38: 1002 (letter)
Otte A, Wachter K, Ettlin TM et al. (1997 f) New aspects of fibromyalgia and the late whiplash syndrome – a controlled brain SPET study. Eur J Nucl Med 24: 902 (Abstract)
Otte A, Weiner SM, Peter HH et al. (1997 g) Brain glucose utilization in systemic lupus erythematosus with beginning neuropsychiatric symptoms: a controlled PET study. Eur J Nucl Med 24: 787–791
Otte A, Weiner SM, Wolf R et al. (1997 h) Hirn-PET-Befunde mit F-18-Fluorodeoxyglucose bei beginnendem neuropsychiatrischen systemischen Lupus erythematodes (NPSLE) – Diagnostik und Verlaufskontrolle nach Therapie. Schweiz Med Wochenschr 127 (Suppl 86): 32S (Abstract)
Otte A, Weiner SM, Wolf R et al. (1997 i) FDG-Hirn-PET-Befunde bei neuropsychologisch auffälligen Patienten mit beginnendem systemischen Lupus erythematodes (SLE). Nuklearmedizin 36: A23 (Abstract)
Otte A, Goetze M, Mueller-Brand J (1998 a) Statistical parametric mapping in whiplash brain: Is it only a contusion mechanism? Eur J Nucl Med 25: 306–307
Otte A, Juengling FD, Nitzsche EU (1998 b) Rethinking mild head injury. J Vasc Invest 4: 45–46
Otte A, Nitzsche EU, Mueller-Brand J (1998 c) Functional brain imaging. Reply to Gorman RF. J Nucl Med 39: 929–930
Otte A, Stratz T, Wachter K et al. (1998 d) Brain SPET Statistical Parametric Mapping (SPM) in fibromyalgia syndrome: Is brainstem perfusion impaired? J Vasc Invest 4: 111–116
Otte A, Wachter K, Stratz T et al. (1998 e) Statistisches parametrisches Mapping bei Fibromyalgie: Eine Perfusions-SPECT-Studie. Nuklearmedizin 37: A47 (Abstract)

Otte A, Weiner SM, Hoegerle S, Wolf R, FD Juengling, Peter HH, Nitzsche EU (1998 f) Neuropsychiatric systemic lupus erythematosus before and after immunosuppressive treatment: a FDG PET study. Lupus 7: 57-59

Otte A, Weiner SM, Jüngling F et al. (1999) FDG-PET Monitoring bei neuropsychiatrischem Lupus erythematodes (SLE) vor und nach immunosuppressiver Therapie. Nuklearmedizin 38: A20 (Abstract)

Poeck K (1999) Kognitive Störungen nach traumatischer Distorsion der Halswirbelsäule? Dtsch Ärztebl 96: A2596-2601

Radanov BP, Bicik I, Dvorak J, Antinnes J, von Schulthess GK, Buck A (1999) Relation between neurophysiological and neuroimaging findings in patients with late whiplash syndrome. J Neurol Neurosurg Psychiatry 66:485-489

Roelcke U, Curt A, Otte A, Missimer J, Dietz V, Leenders KL (1996) Brain glucose consumption in para- and tetraplegia following spinal cord injury (SCI). J Neurol 243 (Suppl 2): S124 (Abstract)

Roelcke U, Curt A, Otte A, Missimer J, Maguire RP, Dietz V, Leenders KL (1997) Influence of spinal cord injury on cerebral sensorimotor systems: a PET study. J Neurol Neurosurg Psychiatry 62: 61-65

Rose JS, Branchey M, Buydens-Branchey L, Stapleton JM, Chasten K, Werrel A, Maayan ML (1996) Cerebral perfusion in early and late opiate withdrawal: a technetium-99m-HMPAO SPECT study. Psychiatry Res 67: 39-47

Russell IJ, Michalek JE, Vipraio GA, Fletcher EM, Javors MA, Bowden CA (1992) Platelet ^{3}H-imipramine uptake receptor density and serum serotonin levels in patients with fibromyalgia/fibrositis syndrome. J Rheumatol 19: 104-109

Russell IJ et al. (1994) Elevated cerebrospinal fluid levels of substance P in patients with the fibromyalgia syndrome. Arthrit Rheumatism 37: 1593-1601

Ryan GA, Taylor GW, Moore V, Dolinis J (1993) Neck strain in car occupants. Med J Aust 159: 651-656

Schicha H, Schober O (Hrsg) (1997) Nuklearmedizin Compactlehrbuch, 3. Aufl. Schattauer, Stuttgart

Schmid P (1999) Whiplash-associated disorders. Schweiz Med Wochenschr 25: 1368-1380

Schwartz RB, Komaroff AL, Garada BM et al. (1994) SPECT imaging of the brain: comparison of findings in patients with chronic fatigue syndrome, AIDS dementia complex, and major unipolar depression. Am J Roentgenol 162: 943-951

Severy DM, Mathewson JH (1958) Automobile barrier and rear-end collision performance. Paper presented at the Society of Automative Engineers summer meeting, Atlantic City/NJ, June 8-13

Severy DM, Mathewson JH, Bechtol CO (1955 a) Controlled automobile rear-end collisions, an investigation of related engineering and mechanical phenomenon. Can Services Med J 11: 727-758

Severy DM, Mathewson JH, Bechtol CO (1955 b) Controlled automobile rear-end collisions – an investigation of related engineering and medical phenomena. In: Medical Aspects of Traffic Accidents, Proceedings of the Montreal Conference, pp 152-184

Siemerink-Hermans HJ (1998) The "railway spine": alleged spinal injury caused by railway concussions as a basis for financial claims in the 19th century England (auf Holländisch). Ned Tijdschr Geneeskd 142: 864-868

Spitzer WO, Skovron ML, Salmi LR et al. (1995) Quebec Task Force on Whiplash-Associated Disorders: Scientific monographs of the Quebec Task

Force on Whiplas-Associated Disorders. Redefining "whiplash" and its managment. Spine 20 (Suppl): 1S–73S
Svensson P, Minoshima S, Beydoun A, Morrow TJ, Casey KL (1997) Cerebral processing of acute skin and muscle pain in humans. J Neurophysiol 78: 450–460
Talairach J, Tournoux P (1988) Co-planar atlas of the human brain. Thieme, Stuttgart
Talairach J, Tournoux P (1993) Referentially oriented cerebral MRI anatomy. Atlas of stereotaxic anatomical correlations for gray and white matter. Thieme, Stuttgart
Talairach J, Szikla G, Tournoux P (1967) Atlas d'anatomie stéréotaxique du télencéphale. Masson, Paris
Tang MX, Maestre G, Tsai WY et al. (1996) Effect of age, ethnicity, and head injury on the association between APOE genotypes and Alzheimer's disease. Ann NY Acad Sci 802: 6–15
Tashiro M, Juengling F, Reinhardt M, Moser E, Nitzsche E (2000) Psychological response and survival in breast cancer. Lancet 355: 405–406
Thompson RS, Rivara FP, Thompson DC (1989) A case-control study of the effectiveness of bicycle safety helmets. N Engl J Med 320: 1361–1367
Thurfjell L (1994) An adjustable 3D brain atlas for quantitative analysis of Neuroimaging Data. Algorithm and methodological aspects. Doctoral Thesis. Acta Universitatis Upsaliensis, Eklendshof Grafiska Uppsala
Vallabhajosula S, Zimmerman RE, Picard M et al. (1989) Technetium-99 m ECD: a new brain imaging agent: in vivo kinetics and biodistribution studies in normal human subjects. J Nucl Med 30: 599–604
Wachter K, Ettlin TM, Otte A et al. (1997 a) Neue Aspekte bei den Spätfolgen der HWS-Distorsion mit und ohne zerebraler Beteiligung – eine kontrollierte Hirn-SPECT-Studie. Schweiz Arch Neurol Psychiatr 148: 201 (Abstract)
Waldemar G, Bruhn P, Kristensen M et al. (1994) Heterogenity of neocortical cerebral blood flow deficits in dementia of the Alzheimer type. A ^{99m}Tc-HMPAO-SPECT study. J Neurol Neurosurg Psychiatry 57: 285–295
Weidemann H, Otte A, Götze M, Müller-Brand J (1997) Zur Normierung von ^{99m}Tc-Bicisate-Hirn-SPECT-Studien. Schweiz Med Wochenschr 127 (Suppl 86): 35 S (Abstract)
Weiner SM, Otte A, Schumacher M et al. (2000 a) Neuro-Behcet's syndrome in a patient not fulfilling criteria for Behcet´s disease: Clinical features and value of brain imaging. Clin Rheumatol 19:231-234
Weiner SM, Otte A, Schumacher M et al. (2000 b) Alterations of cerebral glucose metabolism indicate progress to severe morphological brain lesions in neuropsychiatric systemic lupus erythematosus. Lupus 9:386-389
Weiner SM, Otte A, Schumacher M et al. (2000) Diagnosis and monitoring of central nervous system involvement in systemic lupus erythematosus: value of F-18 fluorodeoxyglucose PET. Ann Rheum Dis 59: 377–385
West DH, Gough JP, Harper TK (1993) Low speed collision testing using human subjects. Accid Reconstr J 5: 22–26
Wieler JH (Hrsg) (1995) Single-Photon-Emissions-Computertomographie (SPECT) des Gehirns. Springer, Berlin Heidelberg New York Tokyo
Wolfe F, Smythe HA, Yunus MB et al. (1990) The American College of Rheumatology 1990 criteria for the classification of fibromyalgia. Report of the multicenter criteria committee. Arthrit Rheumatism 33: 160–172
Yunus MB, Dailey JW, Aldg JC, Masi AT, Jobe JC (1992) Plasma tryptophan and other amino acids in primary fibromyalgia: a controlled study. J Rheumatol 19: 90–94

Sachverzeichnis

A

Abbildungsqualität 30
AC-PC-Linie 46
ACR Kriterien 91
Aggressivität 63, 64
Airbags 10
aktive Kopfstütze 9
Alzheimer-Erkrankung 95, 97, 98, 101
Alzheimer-Gen 98
Alzheimer-Risiko 80, 95
American College of Rheumatology 91
Amyloid-β-Protein-Ablagerungen 95
ANALYZE-Format 48
Anger-Kamera 17
Anosmie 63
Antiepileptika 84
Apolipoprotein E ε4 95
Arbeitsfähigkeit 58, 79, 92
arterielle Blutentnahme 34
Astronauten 7, 15
Ataxie, optische 77
Atlas d'Anatomie Stéréotaxique du Télencéphale 45
Atlas nach Talairach und Tournoux 45
Auffahrunfälle 8
Auflösungsvermögen 21, 30, 34, 76
Aufmerksamkeitsdefizite 59, 73, 94
Augensymptome 59, 61, 67, 70, 78, 84
Aura 86
Autounfall 61

B

Basalganglienregion 75
Begutachtung 51, 93, 94
Benzodiazepinrezeptorendichte 25
Beschleunigung 7, 15, 97
Beschwerden 3, 15
 periphere 3, 15
 zerebrale 3, 15
Bild-Header 48
Bildanalyse, moderne 54
Bildüberlagerung 54
Blut-Hirn-Schranke 26
Blutentnahme, arterielle 21
Blutvolumen 19
Boxerkrankheit 95
Brodmann-Areale 52

C

^{11}C 31
^{11}C-Methionin 34
^{11}C-Raclopride 34
Chromophor 22
chronic fatigue syndrome 87
Cloward-Robinson-Operation 101
Computerized Brain Atlas 47, 52
Computertomographie (CT) 14, 16, 18, 38, 57, 59, 61, 64, 67, 80, 95
Crashtest 7, 11

D

Deafferentierung 91
Dementia pugillistica 95, 102
Demenz 101
Depression 61, 71, 88
Desoxygenierung 23
Detektoren 22, 31
Detektorenhelm 20, 21
Diagnostik 14
Differentialdiagnostische Liste 79
Dopamin-D_2-Rezeptor 25
Doppelkopf-SPECT-Kamera 26
Dreikopfkamera 76
Durchblutung 19, 38
Durchblutungsmarker 25

E

ECD 21, 30
Echo-Planar-Imaging-Verfahren 23
Eisenbahn-Wirbelsäule 4
Eisenbahnunfall 4
Energiestoffwechsel 38
Erdbeschleunigung 7, 8, 15
Ereignissequenz beim Schleudertrauma 10
Erschöpfungssyndrom 87, 91
Ethikkommission 52

F

^{18}F 31
^{18}F-DOPA 34
^{18}F-FDG 34, 59, 66, 69, 71, 72, 82, 90
^{18}F-Spiperone 34
^{52}Fe 31
F1-Wert 21
Fahrradunfall 59, 61
Fallbeispiele 66ff
Farbskalen 35
Fehlinterpretation 40
Fibromyalgie 102
Fibromyalgiesyndrom 87, 91
Fluorodeoxyglukose (FDG) 21
  Formel 33
fMRT 102
Folgekosten 6
Forschungsstand 57
frontale Region 67, 75, 77, 85, 88
Frontalkollision 8
frontobasal 62, 63

funktionelle bildgebende
  Verfahren 14, 17, 18, 19
funktionelle MRT 23
funktionelle Neurose 4
Fusion-Imaging 54

G

Ga 31
Gammakamera 17
Gammastrahlen 17
Gammastrahler 102
Gedächtnisausfall 59
Gedächtnisstörungen 61,
  70, 87, 91, 94
Gehirnsymptome 15
gekreuzte zerebelläre
  Diaschisis 41
Gemütsschwankungen 61
Generalverband der
  Deutschen
  Versicherungswirtschaft
  6
Geruchsstörungen 64
Geruchsverminderung 61
Geschichte der
  Nuklearmedizin 17
Geschichte der
  Nuklearphysik 17
Geschwindigkeit 8, 15
Geschwindigkeitsänderung
  7
Gewebeoxygenierung 22
Glashirn 48, 50
Glukosemetabolische
  Indizes (GMI) 43, 44, 69,
  102
Glukosemetabolismus 19,
  34, 103
Glukoseverbrauch 90, 91

GMI-Wert 43
Gradientenechosequenz 23
graue Hirnsubstanz 25
Gruppenunterschiede 43,
  53, 65, 67, 74
Gutachterpraxis 61, 73, 92

H

$H_2^{15}O$ 34
Halbwertszeit 25, 31, 34
  biologische 103
  physikalische 103
Halssympathikus 4
Hämoglobin 22, 23
Head Overspeed 12
Heckauffahrunfall 5
Heroinintoxikation 84
Hintergrundrauschen 25
Hirnatlassysteme 45
Hirndurchblutung 21, 25
  absolute 21
Hirnfunktionen 18
Hirnkontusionen 78
Hirnperfusion 20
Hirnquantifizierungsprogra
  mme 47, 55
Hirnschädigung 74
Hirnstamm 67, 76
Hirnstrukturen 18
Hirnsubstanz
  graue 103
  weiße 103
Historisches 3
HMPAO 21, 30
hohes Alter 80
HWS-Distorsion 2
HWS-Operation nach
  Cloward-Robinson 67
Hyposmie 63

I

^{123}I (Jod) 25
^{123}I-α-Methyltyrosin 25
^{123}I-IBZM 25
^{123}I-Iomazenil 25
^{124}I 31
I-123-Iodamphetamin 89
immunosuppressive
  Therapie
  81
Initial-slope-Index 21
Inzidenz 6

K

Karotidarterien 20
Kleinhirn 76, 91
Kochsalz 20
Koinzidenz 31, 103
Kollimator 17
Kollisionsfolgen 9
Kollisionstests 11
Koma 98
Kompartmentmodell 34
Kontrollkollektiv 52, 53
Konzentrationsschwäche 59
Konzentrationsstörungen
  61, 70, 87, 91
Koordinatensystem 47, 50, 55
  nach Talairach 50, 52, 54
Kopfschwartenblutung 1
Kopfstütze 9
Kortex 18
Kortexverdünnung 72
Krebserkrankung 71
Krebspatienten 53
Kristalldetektor 17

L

Langzeitsymptome 5

M

^{99m}Tc (Technetium) 25
^{99m}Tc-ECD 25, 26, 62, 63, 64, 65, 66, 67, 69, 85, 87, 99
^{99m}Tc-ECD (Technetium-99m-Ethylen-Biyldizysteinat-Dimer) 20
^{99m}Tc-HMPAO 25, 26, 64, 65, 71, 99
^{99m}Tc-HMPAO (Technetium-99m-Hexamethylpropylen-amin-Oxim) 20
M. Alzheimer 80, 95
M. Sudeck 89
Magnetresonanztomographie (MRT) 14, 16, 38
Marklager 26
MATLAB 50, 51
Mechanik 7
Medline 57, 64
Melanom 71
Messverfahren 20
Migräne 80, 85
Migränekopfschmerzen 86
mild head injury 57
milde traumatische
  Hirnverletzung 57
Mittelhirn 91
morphologische bildgebende Methoden 14, 18
Motorkortex 76
MRT 18, 57, 59, 61, 64, 67, 71, 72, 80, 81, 83, 95, 104

MRT-Template 50
Multiinfarktdemenz 79, 104
Multiinfarktprozess 86

Nahe-Infrarot-
  Spektroskopie 22
Neglekt-Syndrom 77
Neuropsychologie 14, 19, 58,
  59, 61, 71, 73, 92
Neurorezeptoren 19
Neurotransmitter 92
nIR-Spektroskopie 22, 105
Normierung 44, 45, 47
Normkollektiv 51, 53, 55, 66
nozizeptive Afferenzen 71
Nozizeptoren 79
Nucleus-caudatus-Kopf 75
Nuklearmedizin 105
Nuklid 25

^{15}O 31
^{15}O-H$_2$O 91
^{15}O$_2$ 34
O$_2$-Extraktionsrate 19

O$_2$-Metabolismus 19
Objektivität 52
okzipital 84
okzipitale Region 78
Okzipitallappen 76, 79
Optoden 22
Outcome 58
Oxygenierung 23

Para-/Tetraplegie 90
parametrische Mapping
  (SPM) 55
parietale Region 67, 75, 77,
  79, 81, 85
parietookzipitale Region
  35, 62, 63, 65, 66, 67, 69,
  72, 75, 78-81, 83, 86, 88, 92,
  94
Peitschenhiebmechanismus
  5
Peitschenhiebunfall 1, 2
Perfusion 34
Perfusionsindex 43, 44
periphere Symptome 3
Persönlichkeitsveränderung
  en 77
PET 21, 30, 57, 59, 61, 64, 66,
  69, 71, 72, 74, 76, 81, 82, 83,
  90, 91, 92, 94, 95, 99
Photomultiplier 17, 23
Plastizität, zerebrale 91
Politikum 100
Positronenemissionstomogr
  aphie (PET) 17, 32, 38, 105
posttraumatisches Syndrom
  4
Prämotorkortex 76

Proteinstoffwechsel 25
Proteinsynthese 19
Putamen 75, 91

quantitative Auswertung 40
Quebec Task Force on Whiplash-Associated Disorders 3, 5, 6
Querschnittslähmung 90

^{82}Rb 31
Radiologie 106
Radiotracer 20
Railway Spine 4
Ramping 9
Rechts-links-Verwechslung 77
Region-of-Interest (ROI) 40, 55, 67
Rehabilitation 58
rektilineare Scanner 17
ROI-Template 41, 44
ROI-Technik 59, 75
ROI-Uptake 43

Schädel-Hirn-Trauma 58, 78, 85
  schweres 95, 97, 98
Schizophrenie 40
Schlafapnoesyndrom 79, 86, 106
Schlafstörungen 61, 87
Schmerzafferenzen 79

Schmerzpunkte 91
Schmerzverarbeitung 89
Schutzsysteme 9
Schwindel 59, 61
Signifikanzniveau 50
Simulanten 61, 99
Spannungskopfschmerz 86
Single-Photonen-Emissions-Computertomographie (SPECT) 17, 24, 25, 38, 50, 57, 58, 62, 64, 66, 67, 68, 69, 71, 72, 74, 76, 80, 81, 85, 87, 89, 92, 94, 95, 96, 99
  Doppelkopfkamera 28
  Dreikopfkamera 24, 28
  Einkopfkamera 24, 28

SPECT-Kamera 27
SPM 59, 65, 72
Spracherkennung 77
Sprachverständnis 77
Spreadsheet 44, 106
Standardabweichung 53
t-Statistik 50
Statistische Auswerteverfahren 45
Statistisches parametrisches Mapping (SPM) 47, 50, 51, 52, 54, 85, 87
Stereotaktische Atlanten 45
Stereotaxie 45
supplementär motorische Area 76, 90
Sympathische Reflexdystrophie 89
Symptomatik 3
syndrome sympathique cervical postérieur 4
systemischer Lupus erythematodes 79, 80, 83, 92, 106

Druck (Computer to Film): Saladruck, Berlin
Verarbeitung: H. Stürtz AG, Würzburg